Richtige Zahnpflege

Dr. med. dent. Nicole Vilja Elisabeth Wagner
– Master of Science Wurzelkanalbehandlung –

Richtige Zahnpflege

So erhalten Sie Ihre Zähne strahlend gesund – einfach, effektiv, erschwinglich

HANS-NIETSCH-VERLAG

Bei gesundheitlichen Problemen wenden Sie sich bitte an einen (Zahn-)Arzt oder Heilpraktiker.

Die Erkenntnisse in der (Zahn-)Medizin unterliegen durch klinische Forschung und Erfahrung einem fortwährenden Wandel. Herausgeber und Autorin dieses Buchs haben große Sorgfalt darauf verwendet, dass **die gemachten Angaben dem derzeit aktuellen Wissensstand entsprechen**. Es liegt jedoch in der Hand des Lesers, selbst anhand weiterer schriftlicher Informationsquellen zu recherchieren. Alle in diesem Buch gemachten Angaben wurden von der Autorin sorgfältig geprüft. Eine Garantie kann jedoch aus den genannten Gründen nicht übernommen werden.

Wenn in *Richtige Zahnpflege* als Beispiel Produkte, Medikamente, Handelsnamen und Laboratorien aufgeführt wurden, dann nie mit dem Anspruch einer repräsentativen oder sogar fachlich verbindlichen Auswahl. **Geschützte Warennamen** wurden in der Regel durch® kenntlich gemacht. Aus dem Fehlen eines solchen Hinweises kann jedoch nicht automatisch geschlossen werden, dass es sich um einen freien Warennamen handelt.

Für das **Copyright in Bezug auf das verwendete Bildmaterial** (siehe unter „Fotos und Abbildungen", Seite 211) sowie Texte, Tabellen und Zitate haben wir uns bemüht, alle Rechtsinhaber ausfindig zu machen, verlagsüblich zu nennen und zu honorieren. Sollte das im Einzelfall bedauerlicherweise einmal nicht möglich gewesen sein, werden wir begründete Ansprüche selbstverständlich erfüllen.

Für **Links auf Websites Dritter übernehmen wir**, was deren Inhalte anbelangt, **keine Haftung**, da wir lediglich auf den Stand zum Zeitpunkt der Erstveröffentlichung dieses Buches verweisen.

Für alle, die wirkungsvolle Hilfe zur Selbsthilfe suchen.
Möge es seinen Zweck zum Wohle eines jeden erfüllen.
Namentlich widme ich dieses Buch Sarabi, die mich lehrte,
dass *es* leicht und einfach sein und auch Freude machen darf.

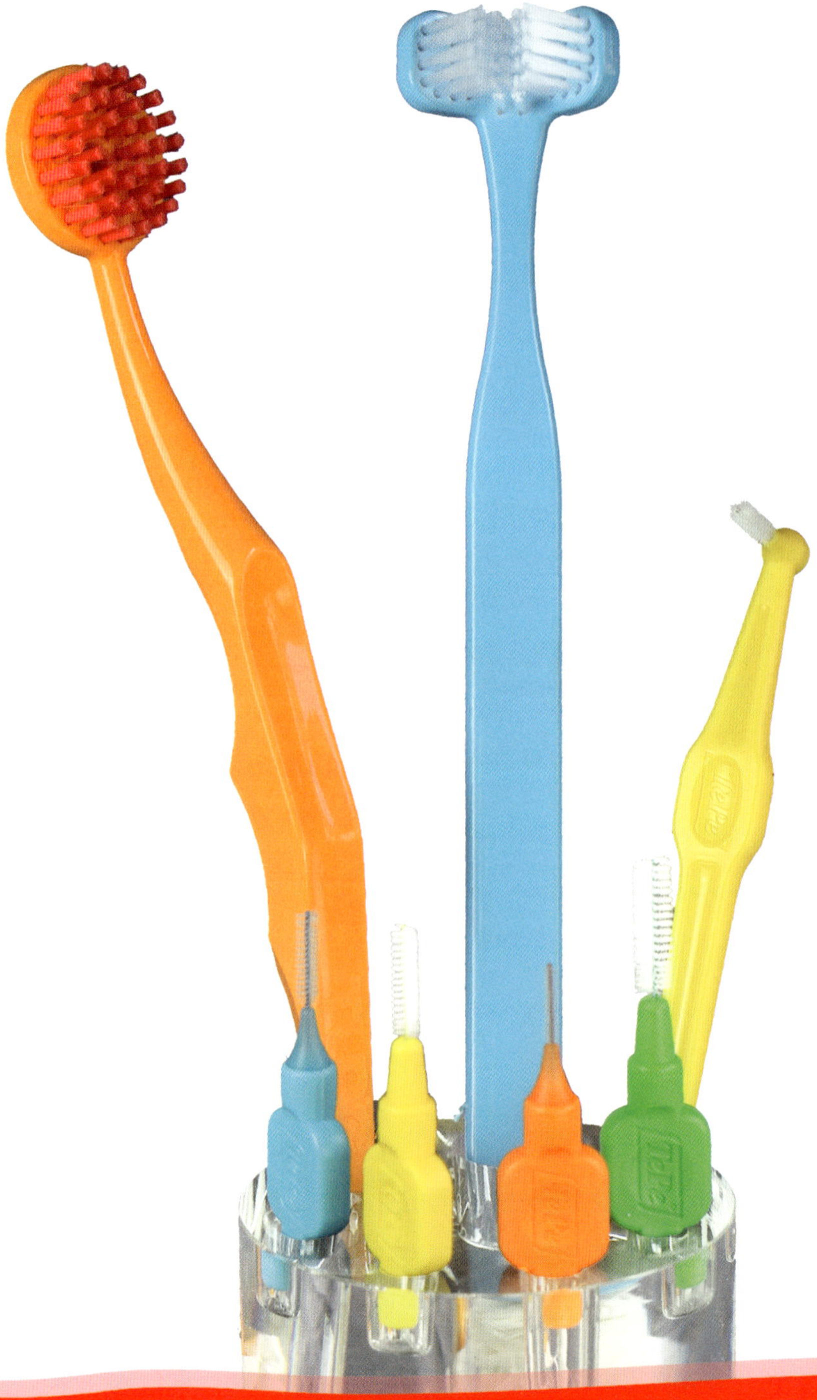

Inhalt

Einführung

Der Kopf ist ein sehr sensibler Teil unseres Körpers. Stellen Sie sich einmal vor, Sie säßen beim Friseur und dieser würde Ihnen die Haare schneiden, ohne dass Sie ihn dabei im Spiegel beobachten könnten. Wahrscheinlich spüren Sie bereits beim Lesen dieser Worte ein gewisses Unbehagen.

Zahnärzte oder Prophylaxe-Assistentinnen arbeiten nun genau an diesem empfindsamen Teil unseres Körpers … und dringen dabei sogar in sein Inneres, in den Mund, ein. Und nicht nur das: Der Patient wird währenddessen sogar sozusagen aufs Kreuz gelegt und verliert den Boden unter den Füßen. Unter diesen Umständen ist es verständlich, dass viele Menschen auf dem zahnärztlichen Behandlungsstuhl nervös werden. Manch einer bekommt sogar Angstattacken.

Generell gilt: Wissen hilft gegen Angst. Stellen Sie sich vor, dass dieses Wissen Sie sogar in die Lage versetzt, Erkrankungen im Mundbereich zu vermeiden oder zu heilen. Wovor sollten Sie sich dann noch fürchten? Wahrscheinlich würden Sie sich sogar auf den Termin beim Zahnarzt freuen, da dieser erstaunt wäre, wie gepflegt Ihr Mund und Ihre Zähne sind. Doch nicht nur beim Zahnarzt wäre Ihnen wohler. Wer gesunde Zähne hat, lacht unbefangen, und Lachen ist ja bekanntlich die beste Medizin.

Viele Menschen sind davon überzeugt, dass sie die Zähne richtig putzen, und gehen möglicherweise regelmäßig zur zahnärztlichen Prophylaxe, da ihnen ihre Gesundheit wichtig ist. Trotz allem leidet quasi jeder Erwachsene in Deutschland an Karies oder deren Folgen, wie die im Jahr 2016 veröffentlichte „Fünfte Mundgesundheitsstudie" ergeben hat[1]. Wie ist das möglich? Kurze Antwort: Das Problem ist, dass die übliche Mundhygiene dem entspricht, was Kindern im Kindergarten beigebracht wird. Sie ist aber nicht unbedingt die effektivste Herangehensweise für erwachsene Menschen.

Einige von uns sind auch stolz darauf, dass sie mehrmals täglich ihre Zähne putzen. Doch kaum einer weiß, dass Putzen direkt nach dem Essen oder mit zu viel Druck schädlich sein kann. Ob der Zahnarzt tätig werden muss, weil der Zahn ein Loch von der Karies hat oder weil er einfach klein geschrubbt wurde, das bleibt sich gleich. Qualität in der Zahnpflege kann nicht durch Quantität ersetzt werden. Wer sich in die falsche Richtung bewegt, kommt nicht ans Ziel.

Hierzu ein allgemeineres Beispiel: Sie sind mit dem Schiff mitten auf dem Meer. Wenn Sie nun mit vollen Segeln voraus fahren, ohne vorher zu klären, wo Sie sind und wohin Sie wollen, ist ungewiss, an welchem Ort Sie ankommen werden. Anders ausgedrückt: Um ein Ziel zu erreichen, ist es entscheidend, möglichst genau zu wissen, wo man sich gerade befindet, und dann natürlich auch, wohin man möchte … und erst dann die Segel zu setzen und zu starten.

Richtige Zahnpflege wird Sie dabei unterstützen, Ihre Zähne möglichst ein Leben lang zu erhalten. Wie ein persönlicher Coach bereitet es Sie auf die Aufgabe vor, Ihre Zähne einfach und effektiv zu reinigen.

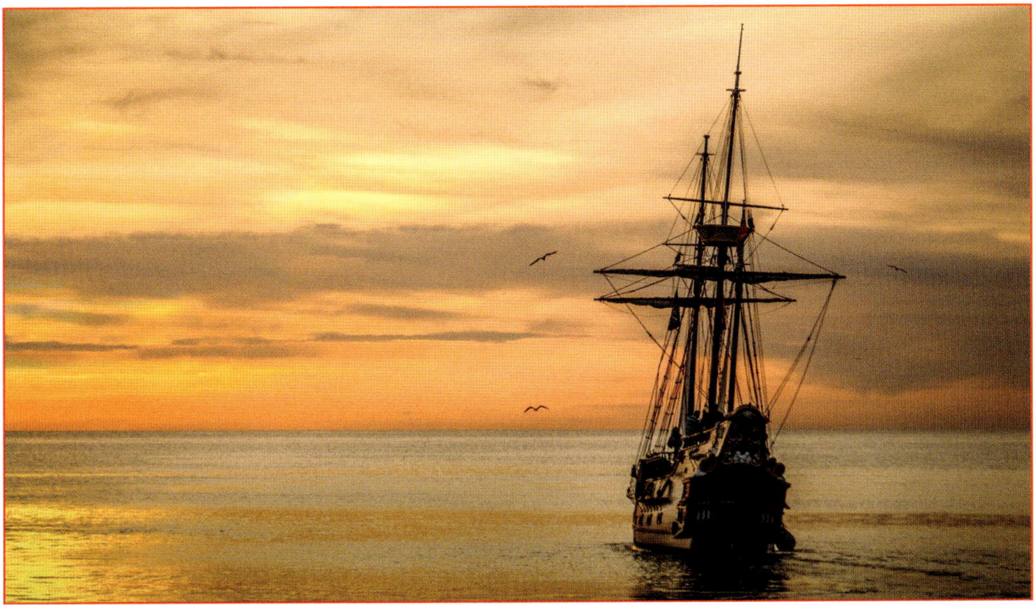

Lassen Sie uns also beginnen. – Wo stehen Sie gerade? Haben Sie noch alle Ihre Zähne? Wurden bereits Restaurationen durchgeführt und wollen Sie diese meist teure Investition möglichst lange erhalten? Ist Ihre Mundhöhle in einem gesunden Zustand? Leiden Sie gelegentlich unter Zahnfleischbluten? Haben Sie einen kussfrischen Atem? Wachen Sie morgens mit einem frischen Geschmack im Mund auf, oder putzen Sie sich zuerst einmal rasch die Zähne, um sich besser zu fühlen?

Und: Stellen Sie sich selbst die Frage: Was erhoffe ich mir von diesem Buch? Wohin soll es mich konkret bringen?

Wie Sie dieses Buch am besten für sich nutzen

In den ersten beiden Kapiteln (Seite 14 ff.) finden Sie allgemeine Informationen zum Ökosystem Mundhöhle, zu Zähnen, dem Zahnhalteapparat. Wer weiß, wie Erkrankungen in diesen Bereichen entstehen, kann effektiver vorbeugen. Wem dies jedoch zu theoretisch ist, der kann auch direkt in die Kapitel hineinspringen, in denen es um die praktischen Aspekte der Mundhygiene geht.

Im gesamten Buch finden Sie sowohl einfache als auch detaillierte Vorschläge zur Selbstkontrolle eingestreut. So können selbst Profis beim Thema „Mundhygiene" noch Fortschritte machen. Überfordern Sie sich bitte nicht gleich zu Anfang. Lesen Sie vielleicht zuerst einmal einzelne Passagen im Buch und probieren Sie aus, mit welchen Techniken Sie die besten Erfolge erzielen. **Bedenken Sie bitte: Eine Sache dauerhaft umzusetzen bringt mehr, als alles zu wissen und es nicht anzuwenden.**

Grundlagen des Buchs

Meine Erkenntnisse habe ich durch jahrelange Erfahrung als praktizierende Zahnärztin gewonnen. Zudem war mir die wissenschaftliche Fundierung durch Studien wichtig. Die Verweise darauf erkennen Sie an den hochgestellten Ziffern im Text. Da ich vermute, dass sich ein Großteil der Leser nicht für die kompletten wissenschaftlichen Hintergründe interessiert, haben wir (der Verlag und ich) uns entschieden, die Quellen nicht als Anhang im Buch wiederzugeben.

Wen **die Quellen** interessieren, der kann diese **online als PDF-Datei** abrufen.* In dieser Zusammenstellung stecken wesentlich mehr Informationen, als es für Ratgeber üblich ist. Beispielsweise finden sich dort auch Links zu Artikeln, die online frei einsehbar sind. Wer also in die Welt der Wissenschaft eintauchen möchte, bekommt auf diesem Weg schnell weiterführende Informationen. Und Leser, die das alles nicht interessiert, brauchen kein schweres Buch in Händen zu halten.

Zur schnellen Orientierung stehen Ihnen Coaches zur Seite

Wenn Sie sich in *Richtige Zahnpflege* schnell zurechtfinden möchten, lassen Sie sich von den folgenden „Helfern" an die Hand nehmen, die Ihnen zeigen, wo Sie Texte zu bestimmten Themen, Zusammenfassungen, Persönliches, Wissenschaftliches … finden:

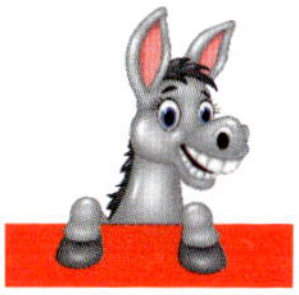

Der Esel, der Sie ansieht und **sich mit seinen Vorderhufen auf einen Balken lehnt**, verweist auf **ein Fazit, eine kurze, informative Zusammenfassung**. Wenn Sie *Richtige Zahnpflege* rasch überfliegen möchten, können Sie sich diese kurzen Zusammenfassungen vorab durchlesen. Ist der Inhalt interessant für Sie, können Sie sich näher damit befassen, indem Sie sich dem jeweiligen Kapitel zuwenden.

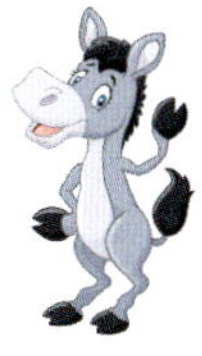

Der auf seinen Hinterbeinen stehende Esel macht auf meine **Erfahrungen und** auf **persönlich Erlebtes** aufmerksam. Erlebtes aus dem Alltag ist oftmals besonders erhellend und einprägsam.

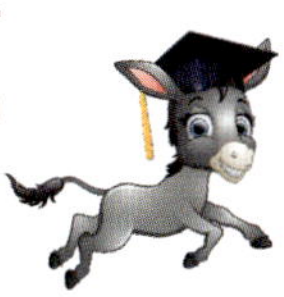

Der springende Esel mit Doktorhut weist auf **Details für wissenschaftlich Interessierte** und Mediziner hin. Wenn Sie diesen Teil als zu speziell empfinden, überspringen Sie ihn einfach.

* Siehe *www.nietsch.de*, dort unter Dr. med. dent. Nicole Wagner, *Richtige Zahnpflege*

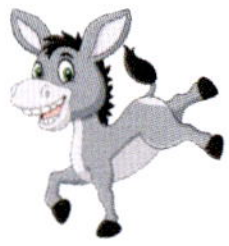

Der tretende Esel, dessen Hinterbeine in der Luft sind, will Ihnen auf die Sprünge helfen, indem er einen **liebevollen Anstoß** gibt, **selbst aktiv** zu **werden,** etwas für sich und Ihre (Zahn-)Gesundheit zu tun. Johann Wolfgang von Goethe (1749–1832) hat das einmal sehr treffend formuliert: *„Es ist nicht genug, zu wissen, man muss es auch anwenden. Es ist nicht genug, zu wollen, man muss es auch tun."*

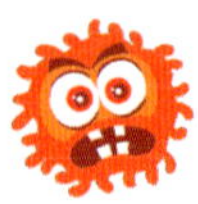

Streptococcus mutans

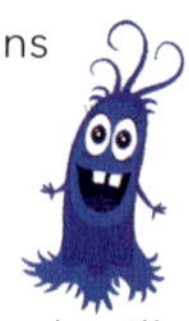

Lactobazillen

Zudem begegnen Sie in *Richtige Zahnpflege* immer wieder einigen Mikroorganismen wie dem **Hauptkarieserreger, den *Streptokokken*** (vor allem hier *Streptococcus mutans*), und den ***Lactobazillen*** als Illustrationen, die anzeigen, dass hier Informationen zu diesen Erregern stehen. Wenn Sie also schnell **Hinweise zur Kariesvorbeugung** finden wollen, können Sie sich an diesen Icons orientieren.

Tipps, um das Erlernte zu festigen

Am Ende dieses Buches erwartet Sie das Kapitel „Selbst-Coaching – Wie Sie Ihre Mundhygiene optimieren" (Seite 176 ff.). Hier finden Sie Hinweise, mit denen Sie eine Bestandsaufnahme machen können, und darüber hinaus effektive Möglichkeiten, um sich selbst in Sachen „Zahnpflege" zu kontrollieren und die Mundhygiene zu verbessern. Wem wollen Sie vertrauen, wenn nicht sich selbst?

Je öfter Sie eine Sache wiederholen, umso einfacher wird sie Ihnen fallen. Diese Wiederholungen können praktische Anwendungen sein, doch Sie festigen Ihr Wissen auch, indem Sie über das entsprechende Thema reden. Wer über Dinge spricht, richtet seine Gedanken aus … wie es bei einem Laser der Fall ist, der Licht bündelt. Und so, wie ein Laserstrahl selbst Gewebe durchschneiden kann, mag Ihnen eine Fokussierung zu durchschneidenden Erfolgen verhelfen, zu raschen Fortschritten. Das macht Sie flexibler und selbstsicherer.

Je emotionaler Sie über etwas sprechen, desto eher nehmen Sie andere mit auf eine Reise. Es macht Spaß, positive Erfahrungen weiterzugeben. Diese Begeisterung ist ein Segen für alle Beteiligten und ansteckend – im positiven Sinne. Wahrscheinlich werden Sie schon bald spüren, wie wohltuend eine effektive Mundpflege ist: Die Zähne fühlen sich glatter an, wenn Sie mit Ihrer Zunge darüberstreichen. Wenn Sie morgens aufwachen, haben Sie keinen unangenehmen Geschmack mehr im Mund, denn er ist noch immer frisch. Sogar der Geschmackssinn selbst und das Genussempfinden verbessern sich. Wenn das Zahnfleischbluten aufhört, stehen mehr Energie und Power zur Verfügung, denn Sie verlieren weniger Blut. Das alles schenkt Ihnen mehr Lebensqualität, spart Zeit und Geld und verbessert Ihre Gesundheit rundum.

Und Sie werden sehen: Je mehr Sie mit *Richtige Zahnpflege* arbeiten und verschiedene Techniken und Hilfsmittel ausprobieren, um herauszufinden, was für Sie am besten funktioniert, desto größere Erfolge warten auf Sie. So können Ihre Zähne in Jahrhunderten oder sogar Jahrtausenden noch vorhanden sein, was zahlreiche Skelettfunde belegen.

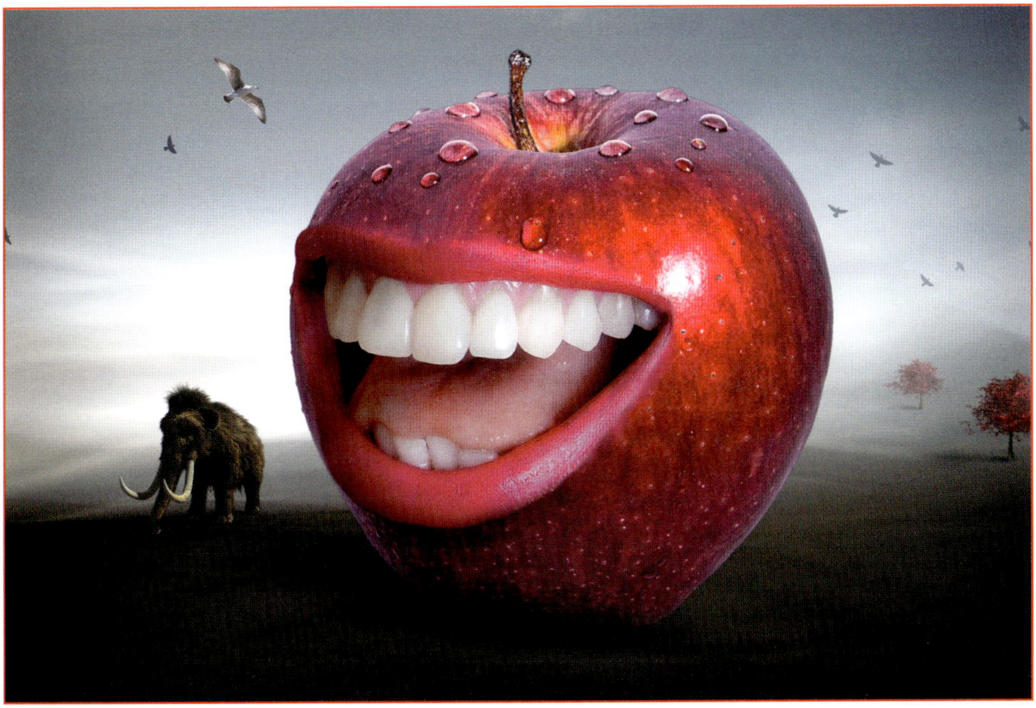

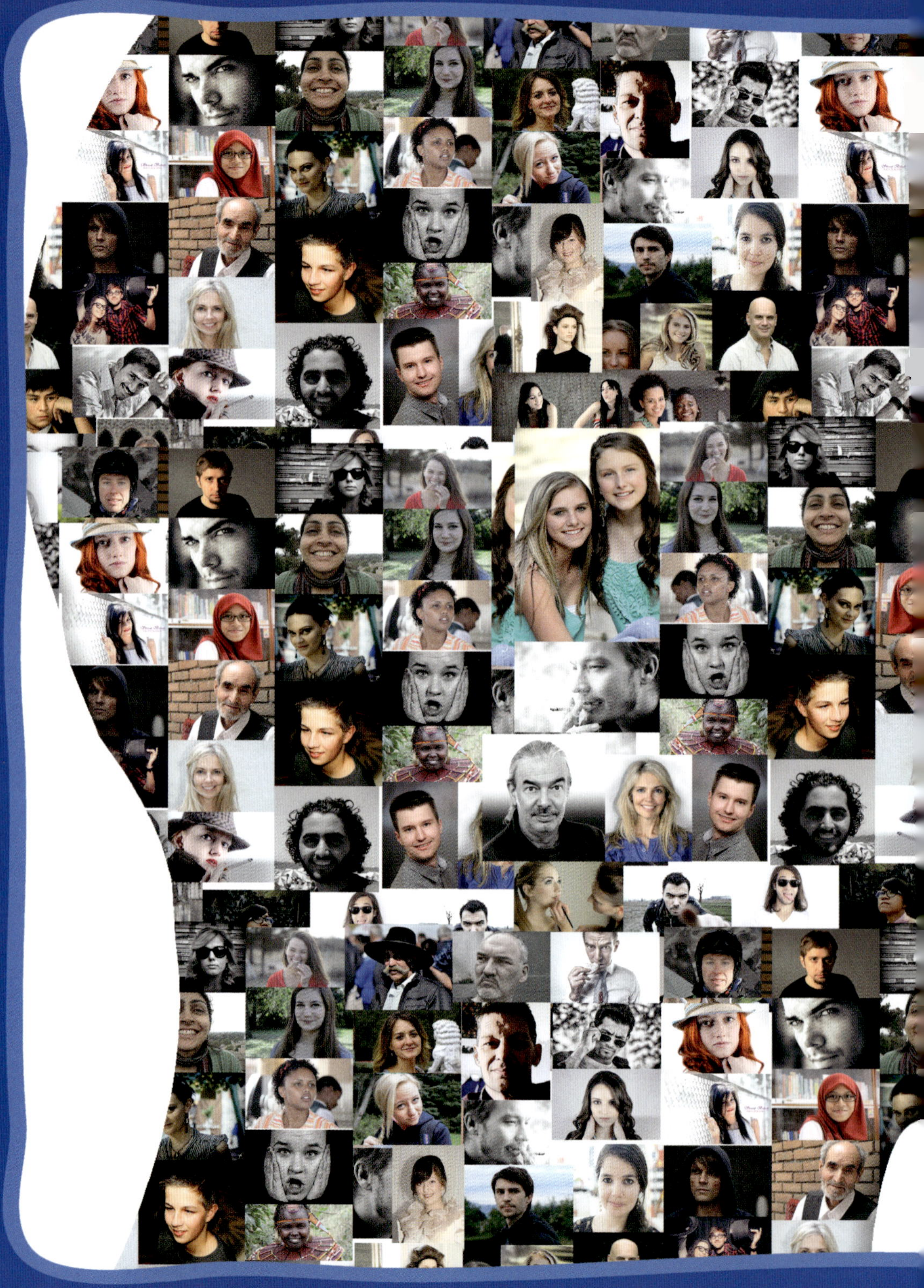

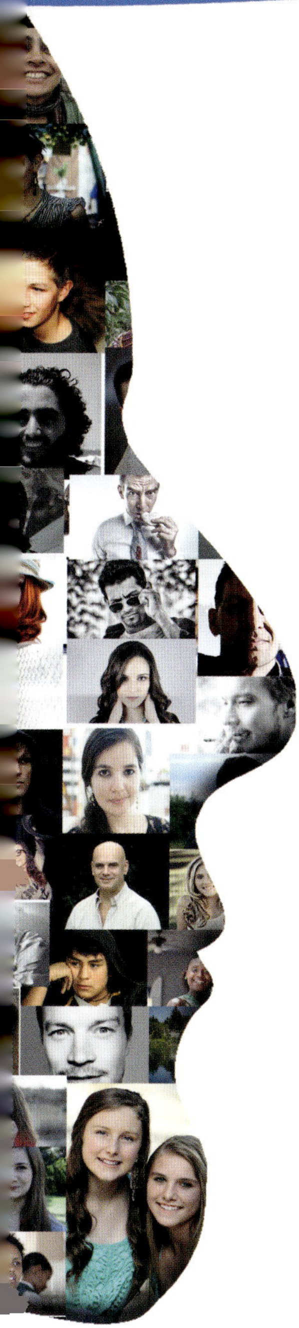

Karies & Parodontitis – Ein globales Problem

Weltweit gesehen, sind Karies und Parodontitis die häufigsten chronischen Erkrankungen der Menschheit. Doch obgleich sie fast jeden betreffen, sind ihre Folgen alles andere als trivial. Neben Lebensqualität kosten sie Zeit, Geld und manchmal sogar das Leben.

Karies und Parodontitis – Ein globales Problem

Zahnbelag, Plaque oder Biofilm: Das organisierte Verbrechen im Mund

Wissenschaftler fanden durch mikrobiologische Untersuchungen bisher über 800 verschiedene Mikroorganismen (Bakterien, Pilze, Protozoen und Viren), die in der Mundhöhle vorkommen. Jeder Mensch gewährt etwa drei Vierteln davon dauerhaft Lebensraum.[1] Sammeln sich diese Organismen – in einer Schleimschicht eingebettet, die sie vor äußeren Einflüssen schützt und sich aus Bestandteilen des Speichels sowie Nahrungsresten und bakteriellen Substanzen zusammensetzt – auf der Zahnoberfläche an, bezeichnet man diesen Zahnbelag als „Biofilm“ oder *Plaque*. 1 Milligramm davon kann mehr als 10^{11} Mikroben enthalten.[2]

Ausgeschrieben sind das: 100 000 000 000 oder einhunderttausend Millionen. Dabei sind Karieserreger in der Minderzahl, sie machen weniger als 1 Prozent aus. Wissenschaftliche Studien haben zudem ergeben, dass es unterschiedliche Mikroorganismen sind, die an der Entstehung von Karies beteiligt sein können. Zu nennen sind hier:

- Aktinomyzeten (*Actinomyces naeslundii, Actinomyces viscosus*)
- Bifidobakterien
- Pilze der Gattung *Candida* (insbesondere *Candida albicans*)
- Milchsäurebakterien der Gattung *Lactobacillus* (insbesondere *Lactobacillus acidophilus*)
- Bakterien der Gattung *Streptococcus* (Sie sind sehr säuretolerant und produzieren häufig selbst große Mengen an Säuren. Zudem bilden sie eine Art Schutzschild, in dem viele Mikroorganismen als Biofilm überleben können. Wichtige Verteter dieser Gattung sind *Streptococcus mutans, S. sobrinus, S. cricetus, S. salivarius* und *S. sanguinis.*)

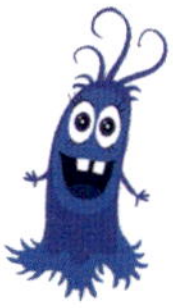

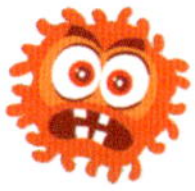

- Bakterien der Gattung *Prevotella*
- Bakterien der Gattung *Veillonella*[3]

Für viele Menschen sind all diese Namen wahrscheinlich nur Zungenbrecher. Bekannt hingegen sind die Milchsäurebakterien, die *Lactobazillen*. Sie gelten als gesund und sind in Lebensmitteln wie Joghurt und Sauerkraut enthalten. – Aber wie passt das denn zusammen? Einerseits sollen Milchsäurebakterien nützlich sein für unsere Gesundheit, andererseits sollen sie in unserer Mundhöhle Schaden anrichten!?

Diese scheinbar widersprüchlichen Tatschen machen eines deutlich: Man kann und muss nicht alle Mikroorganismen konsequent beseitigen. Sie leben und arbeiten mit uns zusammen. Meist profitieren wir von ihnen; sie können an der falschen Stelle jedoch auch lästig werden – wie „Unkräuter", die unserer Gesundheit als Heilkräuter zugutekommen, uns im Garten im Gemüsebeet aber stören. Wer seinen Mund nicht regelmäßig reinigt, der kann sich schnell mit zu vielen, dort unerwünschten Mikroorganismen konfrontiert sehen, während eine gesunde Mundhöhle nach einer effektiven Mundhygiene einem gepflegten und schön angelegten Garten gleicht.

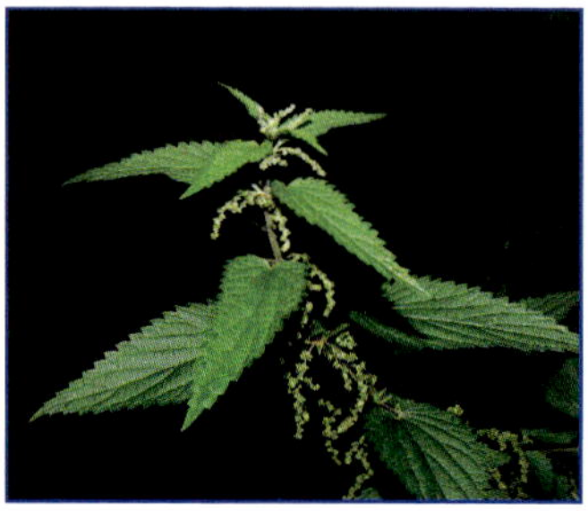

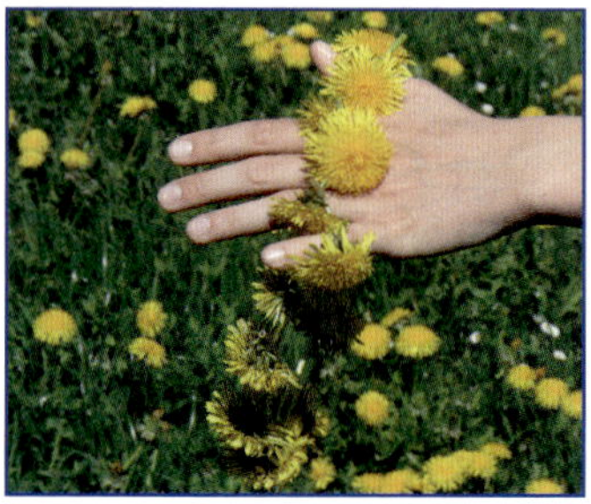

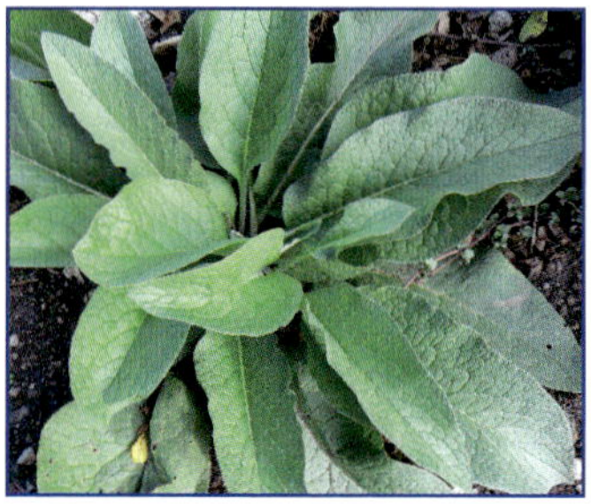

Wie Plaque entsteht

Bereits wenige Sekunden nach der Zahnreinigung bildet sich auf der Oberfläche der Zähne ein Film aus Speichel (*Pellikel*; siehe Infokasten Seite 144). Einige Bakterien können in ihm am Zahnschmelz gut anhaften und es folgen weitere Mikroorganismen, die sich an die bereits vorhandenen binden.[4] Ist die Mundhygiene unzureichend, verweilen sie ungestört in den sich bietenden Nischen und richten sich dort häuslich ein. Der Belag strukturiert sich: Es entstehen Verbindungswege, die den Austausch zwischen den Mikroorganismen erleichtern[5] und ihnen Schutz bieten. Für die Erreger schaffen die feucht-warme Umgebung und der regelmäßige Nachschub an Nährstoffen[6] paradiesische Verhältnisse: Die Basis für das organisierte Verbrechen in der Mundhöhle ist geschaffen. Mögliche Folgen sind Karies und Parodontitis – die beiden am häufigsten vorkommenden chronischen Erkrankungen der Menschheit. Also müssen diese Ablagerungen regelmäßig durch eine gute, tägliche Mundhygiene entfernt werden.

Fazit

Mehrere epidemiologische Studien zeigten, dass es einen direkten Zusammenhang zwischen Plaque und *Parodontitis* sowie Plaque und Karies gibt.[7] Mit einer Kontrolle und mechanischen Entfernung des Zahnbelags sind diese beiden Erkrankungen zum größten Teil vermeidbar.[8]

Karies – Mikroben nagen an den Zähnen

Karies ist bekannt als eine chronische Erkrankung, die zu einer Zerstörung der Zahnhartsubstanz führt. Unsere Zähne bestehen aus drei verschiedenen Zahnhartsubstanzen (siehe Abb. Seite 20), die ihr aus Nerven und Blutgefäßen bestehendes Inneres – das Zahnmark oder die *Pulpa* – schützen: Da gibt es als äußerste Schicht zunächst einmal den Zahnschmelz, der die Zahnkrone bildet. Er ist die härteste Substanz des Körpers und besteht zu etwa 97 Prozent aus Hydroxylapatit. Sie kann unterschiedlichsten Arten von Angriffen gut standhalten. Allerdings beginnt sie sich aufzulösen, wenn sie es mit Säuren (Flüssigkeiten mit einem pH-Wert, der unter 5,5 liegt; siehe Seite 25 ff.) zu tun bekommt. Unter der Zahnkrone liegt das Zahnbein oder *Dentin*. Es besteht zu etwa 70 Prozent aus Hydroxylapatit und ist ähnlich aufgebaut wie Knochen.

Doch es ist nicht so hart wie der Zahnschmelz und weniger säureresistent (bei einem pH-Wert von 6 bis 6,9 kann es nicht mehr standhalten)[9], dafür jedoch elastischer. Zur Wurzel hin folgt der Zahnzement, der sich bereits bei einem pH-Wert von etwa 6 auflöst.[10] Normalerweise stellt der Zahnhalteapparat einen Schutzwall für den Zahnzement dar. Kommt es aber zu einem Knochenabbau, kann der Zahnzement verstärkt Säureangriffen ausgesetzt sein.

Unabhängig von der Zugehörigkeit zu einer sozialen Schicht und egal, wo auf der Welt sie leben: Menschen sind von Karies betroffen.

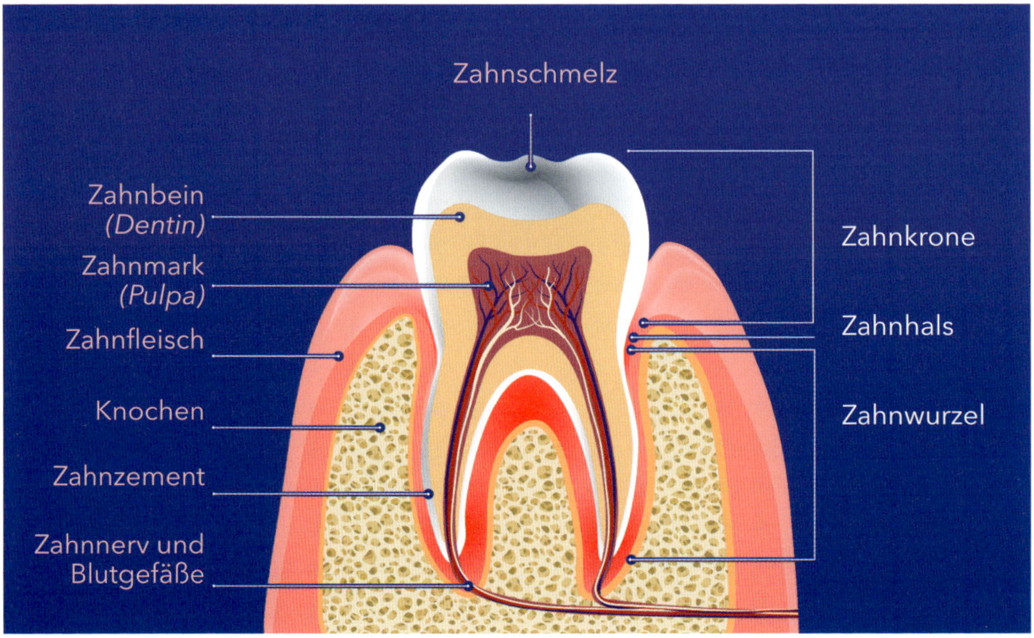

Aufbau eines Zahns (Querschnitt)

Karies ist, wie bereits erwähnt, global gesehen *die* am häufigsten vorkommende Erkrankung.[11] Weniger als 1 Prozent der erwachsenen Deutschen haben ein naturgesundes Gebiss, das frei ist von Karies oder den Folgeerscheinungen[12] wie Füllungen, Wurzelbehandlungen, Kronen, Brücken, Implantaten, Prothesen und fehlenden Zähnen.

Info

Die pH-Werte unserer Körpersäfte

Der pH-Wert gibt auf einer Skala von 0 bis 14 an, in welchem Maße eine wässrige Lösung sauer (0 bis unter 7), neutral (7) oder basisch/alkalisch (über 7 bis 14) ist. Die Flüssigkeiten im menschlichen Körper haben unterschiedliche pH-Werte. Zum Vergleich finden Sie in den Tabellen auf Seite 26 und 135 auch andere Substanzen, mit denen wir im Alltag zu tun haben, und ihren pH-Wert angegeben.[13]

Im menschlichen Körper laufen sowohl saure als auch basische Prozesse – in verschiedensten pH-Wert-Bereichen – ab (siehe Abb. unten). Die pH-Werte der menschlichen Körperflüssigkeiten liegen in einem Bereich von 1 bis 8,8. Der pH-Wert des Blutes ist hier besonders empfindlich; er darf nur minimal schwanken, sonst kommt es zu Störungen des Körperstoffwechsels und der Atmung. Diverse Puffersysteme sorgen dafür, dass er stabil bleibt.

Der pH-Wert von Körperflüssigkeiten

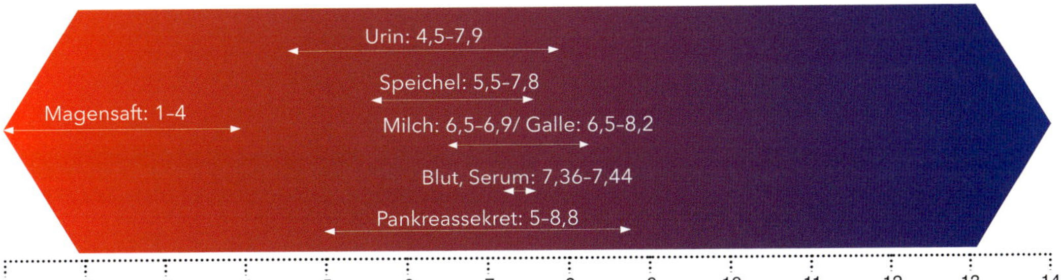

Skala für den pH-Wert von Körperflüssigkeiten (rot: saurer Bereich, blau: basischer Bereich)

Das natürliche Gleichgewicht bei Gletscher und Zahn – Eine Analogie

Ab- und Aufbau des Gletschers durch Temperaturanstieg und bei Schneefall

Schmilzt ein Gletscher, dann verliert er „Hartsubstanz“. Dazu kommt es, wenn sich die Temperatur erhöht, beispielsweise durch intensive Sonneneinstrahlung. Wird es erneut kalt, so nimmt das Eis des Gletschers wieder ganz natürlich zu. Bleibt es allerdings andauernd warm, verschwindet der Gletscher völlig. Mögliche Folgen können Überschwemmungen und Unwetter sein.

De- und Remineralisierung des Zahns durch Säure und Speichel

Ähnlich geht es den Zähnen in der Mundhöhle. Diese werden durch Säuren aufgelöst, sie verlieren „Hartsubstanz“ und Mineralstoffe: Eine anhaltende Demineralisierung kann schließlich zum Verlust eines Zahnes führen. Solche Erkrankungen im Mund erleichtern es Mikroorganismen, in den Körper einzudringen. Mögliche Folgen können Herz-Kreislauf-Erkrankungen und andere gravierende gesundheitliche Störungen sein.

Doch unter gesunden Bedingungen verschließen Mineralstoffe aus dem Speichel die Mikrolöcher, die durch Säureeinwirkung entstanden sind.[14] Der Speichel enthält, vereinfacht ausgedrückt, „flüssigen Zahn“, der die Zähne remineralisiert und sie damit vor größerem Schaden bewahrt.

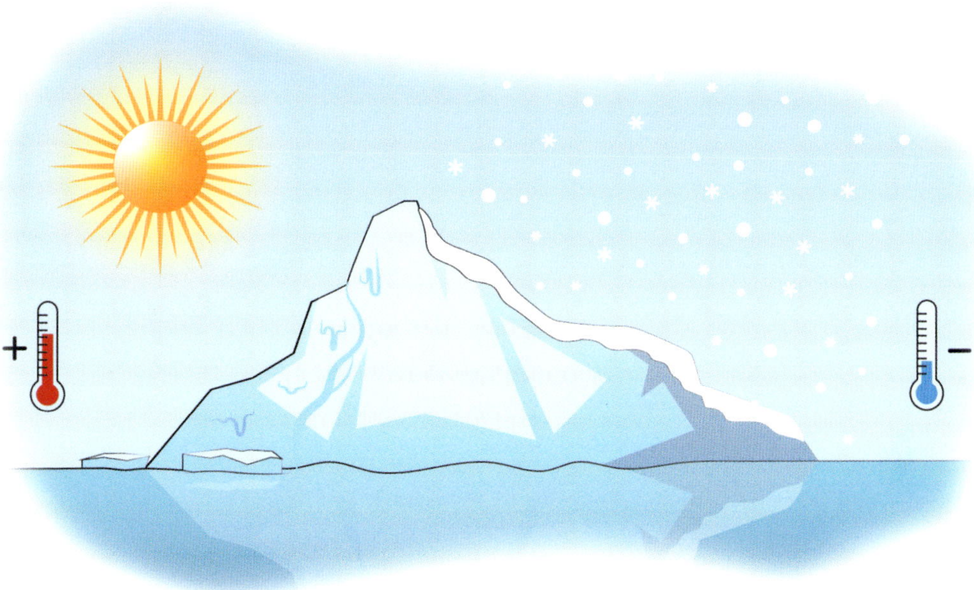

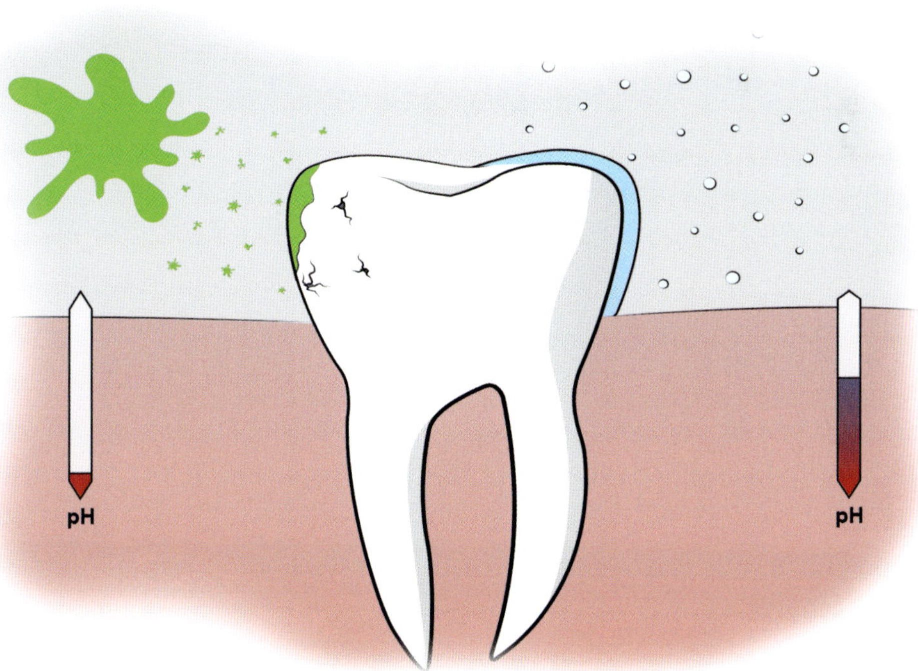
pH
pH

Wie Karies entsteht

Ursachen, die das natürliche Gleichgewicht zugunsten der Demineralisierung und somit in Richtung Karies verschieben, sind vielfältig und selbst für Profis kaum vollständig zu erfassen. Zu ihnen gehören Störungen der Erbinformation, des Speichelflusses und der mikrobiellen Besiedlung.[15] Abhängig davon, was Sie konsumieren (essen und trinken), welche Medikamente Sie einnehmen, welche Mundpflegeprodukte Sie verwenden usw.), können sich die komplexen Wechselwirkungen in Richtung „Erkrankung" oder hin zu einem gesunden Zustand verschieben.

Wenn Sie den **Mikroben** fortwährend Kohlenhydrate zuführen und/oder dem Speichel keine Zeit lassen, Essensreste im Mund zu beseitigen, schaffen Sie für die Organismen in Ihrem Mund, wie bereits erwähnt (siehe Seite 17), einen perfekten Lebensraum in einer Art uneinnehmbarer Festung – einem Biofilm. Haben die Karieserreger **genug Zucker und Kohlenhydrate** zur Verfügung, vermehren sie sich mit Freude. Und während Sie Ihre Lieblingsmahlzeit verzehren, bilden einige Bakterien verstärkt Säuren. – Ein Teufelskreis hat begonnen, der dazu führt, dass der pH-Wert in der **Plaque** dauerhaft unter die für die Zahnhartsubstanz kritische Grenze sinkt. Der Zahn ist nun nicht nur während des Essens **Säuren** ausgesetzt, sondern möglicherweise – bei mangelhafter Mundhygiene – über Stunden, Tage, Wochen, Monate oder Jahre hinweg. Die Zahnoberfläche verliert mehr und mehr Mineralstoffe, sie **entkalkt** und bricht irgendwann zusammen, es entsteht ein Loch im Zahn.[16]

Anders ausgedrückt: Zucker allein löst Zähne nicht auf. Wenn Sie beispielsweise einen herausgefallenen Milchzahn oder einen gezogenen Weisheitszahn in reine Zuckerlösung geben, bleibt dieser monatelang unversehrt. Erst im Zusammenspiel mit zuckerverwertenden und säureproduzierenden Mikroorganismen wird er gefährlich. Das bedeutet: **Ohne schädlichen Zahnbelag sinkt das Kariesrisiko deutlich!**

Info

Meiden Sie Lebensmittel, die die Demineralisierung Ihrer Zähne beschleunigen!

Wer ständig isst oder (insbesondere säurehaltige Getränke) trinkt, der hindert den Speichel daran, seine Reparaturarbeit (Remineralisierung) zu erledigen. Zudem gibt es Getränke, die besonders aggressiv sind. Sie wirken ähnlich wie Brandbeschleuniger. Eistee etwa kann zu einer extrem raschen Auflösung der Zahnhartsubstanz beitragen. Wie ein Magnet saugen solche „Beschleuniger" Mineralstoffe aus dem Zahn. Das erklärt auch, weshalb sich der pH-Wert für die Auflösung des Zahnes nach oben (in Richtung „basischer Bereich") verschiebt. Gewöhnlich kommt der Zahnschmelz erst mit Säuren (Flüssigkeiten mit einem pH-Wert, der unter 5,5 liegt) nicht mehr zurecht: Er beginnt sich aufzulösen.

Getränke, die die Zahnhartsubstanz besonders rasch auflösen, finden Sie in den Tabellen Seite 26 und 135[17] aufgelistet. Je höher der kritische – theoretisch berechnete – pH-Wert liegt, bei dem sich die Zahnhartsubstanz auflöst, umso gefährlicher ist das betreffende Getränk. Eistee, der von Haus aus einen pH-Wert von 2,9 hat, löst nach theoretischen Berechnungen den Zahn wegen der enthaltenen „Beschleuniger" (meistens handelt es sich um Zitronensäure) bereits in einem Milieu mit einem pH-Wert von 6,2 auf.

Getränke, die die Zahnhartsubstanz schnell auflösen

Getränk (und sein pH-Wert)	pH-Wert (theoretisch berechneter), bei dem sich die Zahnhartsubstanz mit dem Genuss des Getränks auflöst
Eistee (2,9)	6,2
Cola light (2,6)	5,2
purer Orangensaft (3,6)	
Cola-Getränke (2,5)	5,1
Apfelsaft (3,4)	
Weißwein (3,6)	

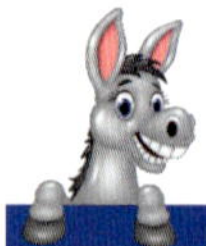

Fazit

Eistee und Cola-Getränke (in welcher Form auch immer) sind für die Zähne eine Katastrophe! Wenn Sie etwas für sich und Ihre Gesundheit tun möchten: Verzichten Sie auf diese Drinks und löschen Sie Ihren Durst lieber mit gutem, mineralstoffreichem, möglichst fluoridfreiem, stillem Wasser.

Die Remineralisierung der Zähne nach dem Essen unterstützen

Haben Sie Lebensmittel, die Säuren enthalten oder deren Inhaltsstoffe zu Säuren umgebaut werden, zu sich genommen, so empfiehlt es sich, zeitnah den Mund mit stillem Wasser zu spülen. Geben Sie dem Speichel Zeit, um seiner Remineralisierungsarbeit nachzukommen.

Achtung! Kohlensäurehaltiges Wasser enthält, wie es der Name bereits sagt, ebenfalls Säure.

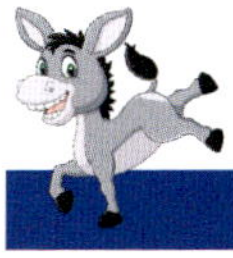

Probieren geht über Studieren!

Um dem Speichel bei der Remineralisierung der Zähne zu helfen, können Sie nach dem Essen einige Minuten lang einen zuckerfreien Kaugummi kauen. Optimalerweise sollte er Xylitol (auch: Xylit; Birkenzucker; siehe Infokasten unten) enthalten. Dieses Süßungsmittel wird von vielen *Streptokokken* zwar wie Kohlenhydrate aufgenommen, doch können sie es nicht abbauen und sterben daran.

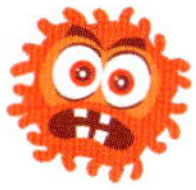

Mit einem xylitolhaltigen Kaugummi helfen Sie Ihrer Zahngesundheit in mehrerlei Hinsicht auf die Sprünge:

1. Durch die **Anregung des Speichelflusses** beim Kauen steigt die körpereigene Spülwirkung. Ihre Zähne werden ganz natürlich gereinigt.
2. Durch das Kauen **erhöht sich** zudem der **Mineralstoffgehalt** im Speichel, was wiederum die Remineralisierungsleistung verbessert.
3. Xylitol reduziert, wie bereits erwähnt, die Anzahl der Kariesbakterien.

Info

Xylitol – Der (Birken-)Zucker, der Karieserreger tötet

Dieser natürliche Zuckeralkohol, auch „Xylit" genannt, ist Bestandteil vieler Gemüsesorten wie Blumenkohl und zahlreicher Früchte wie Pflaumen, Erdbeeren oder Himbeeren sowie der Rinde bestimmter Holzarten. Er wird auch als „Birkenzucker" bezeichnet, da er früher aus Birkenrinde gewonnen wurde. Heute wird er meist aus Buchenholz oder landwirtschaftlichen Resten (Maiskolben, Stroh, Getreidekleie oder Zuckerrohr) hergestellt.

Auf den Zutatenlisten der Verpackungen findet man ihn unter der Bezeichnung „E 967".

Xylitol kann mit etwa 98 Prozent der Süßkraft von Zucker (Saccharose) aufwarten, doch während 1 Gramm Saccharose 4 Kilokalorien hat, bringt es die gleiche Menge Xylitol auf nur 2,4 Kilokalorien. Da dieser Zuckeraustauschstoff fast insulinneutral ist, eignet er sich auch für Diabetiker und Menschen mit Blutzuckerschwankungen. Außerdem kann er dazu beitragen, Heißhungerattacken loszuwerden, und bei längerer Einnahme sogar Insulinresistenzen rückgängig machen.

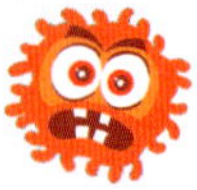

Bakterien, besonders der Hauptkarieserreger *(Streptococcus mutans)*, nehmen Xylitol wie Zucker auf, können ihn jedoch nicht verwerten und sterben daran.

Für **Mundspülungen** rühren Sie **½ Teelöffel Xylitol in 1 Glas Wasser** ein.

Es sind jedoch auch **Nebenwirkungen** bekannt: Xylitol begünstigt Verdauungsprobleme und dadurch Durchfälle. Bei regelmäßigem Konsum über 3 bis 4 Wochen bessern sich solche Nebenwirkungen jedoch meist wieder.

Wichtig! Achten Sie beim Kauf bitte darauf, dass das Xylitol **gentechnikfrei** hergestellt wurde. Sie sollten zudem wissen, dass es für Hunde giftig ist.[18]

Gingivitis und Parodontitis – Wenn das Zahnfleisch weint

Untersuchungen haben Folgendes ergeben: Wenn Menschen auf jegliche Art der Zahnpflege verzichten, entzündet sich nach 4 Tagen das Zahnfleisch. Das Gewebe kann anschwellen und es blutet leichter.[19] Durch die fehlende Reinigung vermehren sich Erreger, die mit ihren giftigen Stoffwechselprodukten einer Erkrankung des Zahnhalteapparates Vorschub leisten.[20] Wird die Zahnreinigung wieder aufgenommen, kann die Entzündung des Zahnfleisches, die *Gingivitis*, innerhalb von etwa 7 Tagen wieder ausheilen.[21] Ähnlich wie bei einem Splitter im Finger: Nach seiner Entfernung heilt der Finger ganz und gar aus.

Bleibt es allerdings bei einer unzureichenden Pflege, kann das geschwollene Gewebe die Erreger nicht länger aufhalten. Die Entzündung überwindet das körpereigene Abwehrsystem: Es entstehen Zahnfleischtaschen. Neben dem Zahnfleisch wird auch das Gewebe rund um den Zahn befallen. Der Knochen zieht sich vor der Entzündung immer mehr zurück, wodurch selbst ein ganz gesunder, also kariesfreier, füllungsfreier Zahn ausfallen kann (siehe Abb. unten). Sobald ein Teil des Zahnhalteapparates zerstört ist, spricht man von *Parodontitis*. Zwar ist der Übergang einer *Gingivitis* (Zahnfleischentzündung) in eine *Parodontitis* (Verlust von Gewebe des Zahnhalteapparates) unvorhersehbar, doch man weiß, dass in Bereichen, die bluten, der Zahnhalteapparat häufiger abbaut als in nicht blutenden.[22] Daher ist es wichtig, dass die Blutungen aufhören und das Gewebe heilt.

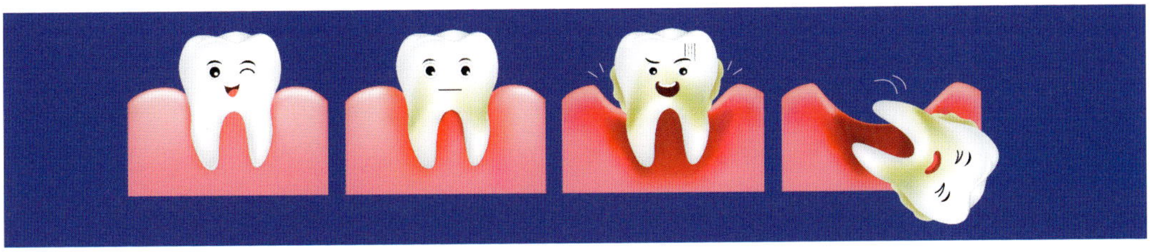

Erkrankungen des Zahnhalteapparates kommen bei Menschen überall auf der Welt vor.[23] Man schätzt, dass weltweit 80 bis 90 Prozent der Jugendlichen im Alter von 15 bis 19 Jahren eine milde oder moderate Zahnfleischentzündung haben. Und die Zahl steigt mit dem Älterwerden an: 92 bis 97 Prozent der Erwachsenen zwischen 35 und 44 Jahren leiden unter einer Entzündung des Zahnfleisches.[24]

In Westeuropa haben 36 Prozent der Menschen zwischen 35 und 44 Jahren eine moderate *Parodontitis* und etwa 10 Prozent eine heftige Erkrankung des Zahnhalteapparates.[25] Mit dem Alter wächst die Anfälligkeit für parodontale Erkrankungen. Das hat auch damit zu tun, dass die Bevölkerung heutzutage länger ihre Zähne behält, als das in früheren Zeiten der Fall war.[26] Eine weitere Folge von *Parodontitis* kann der Verlust von Zähnen sein. Davon sind 5 bis 20 Prozent der Erwachsenen weltweit betroffen.[27]

Die beschriebenen Vorgänge betreffen nicht allein Zähne und Mundhöhle, sondern die Gesundheit des gesamten Körpers (siehe Abb. unten). Ist das Zahnfleisch oder sogar der Zahnhalteapparat entzündet, ist eine natürliche Barriere, die den Körper vor Eindringlingen schützt, beschädigt. Erreger können über den Blutkreislauf je nach Schwere der Entzündung wie auf einem Highway in alle Bereiche des Körpers gelangen.[28] So mögen chronische Entzündungen im Mund sogar zum Tode führen.[29]

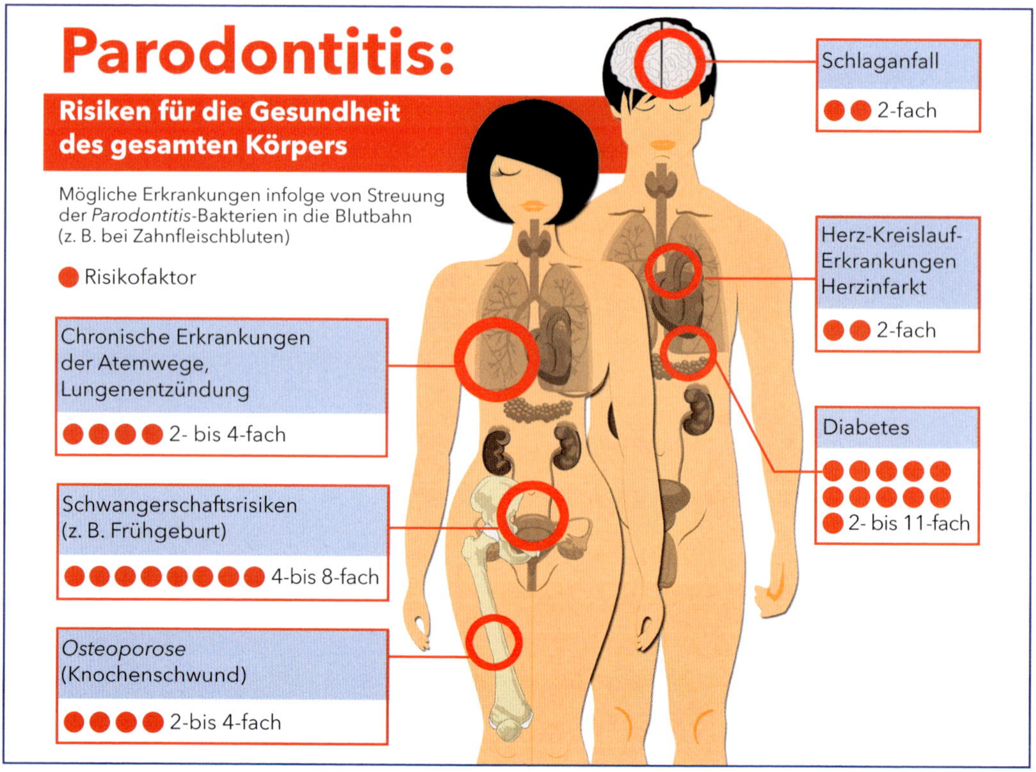

Die Wirkungen von *Parodontitis* auf die Gesundheit des Menschen

Info

Ganz ohne Magie: Kohlenhydrate in einen Dünger für hilfreiche Mikroorganismen verwandeln

Von Zuckern und fermentierbaren (gärungsfähigen) Kohlenhydraten weiß man, dass diese von Mikroorganismen rasch abgebaut werden. Dabei entstehen Säuren. Reich an diesen Kohlenhydraten sind auch Kartoffeln, Nudeln und Reis. Kochen Sie diese Nahrungsmittel und lassen sie anschließend abkühlen, so wird *resistente Stärke* gebildet. Diese kann nicht so rasch in Säuren umgewandelt werden. Und das Beste ist: Sie bleibt auch als solche erhalten, wenn Sie Ihre Kartoffeln, Ihre Nudeln oder Ihren Reis wieder aufwärmen. Auf diese Weise können Sie den Anstieg des Blutzuckerspiegels und die Säurebildung ganz einfach reduzieren.

Zahnstein – Hart gewordener Zahnbelag

Wird der weiche Zahnbelag nicht rechtzeitig entfernt, kann er sich mit Kalziumphosphat aus dem Speichel verbinden und hart werden. Die Folge ist die Entstehung von Zahnstein.[30] Während Plaque sich mit der richtigen Zahnpflege problemlos beseitigen lässt, braucht es zur Zahnsteinentfernung einen Profi.

Die Zahnsteinbildung kann man mit dem Verkalken eines Wasserhahns oder Wasserkochers vergleichen. So wie diese regelmäßig entkalkt werden müssen, brauchen Menschen, die zu starker Zahnsteinbildung neigen, häufiger eine professionelle Zahnreinigung. Wird der Zahnstein nicht entfernt, bietet er mit seiner rauen Oberfläche ideale Lebensbedingungen für Erreger und nimmt mit der Zeit an Masse zu. Dabei wächst er auch in den Bereich hinein, der unter dem Zahnfleisch liegt. Hier bezeichnet man ihn dann als „Konkrement“. Er kann den Knochen verdrängen. Im Rahmen einer *Parodontitis*-Therapie beseitigt der Profi auch solche versteckten Ablagerungen.

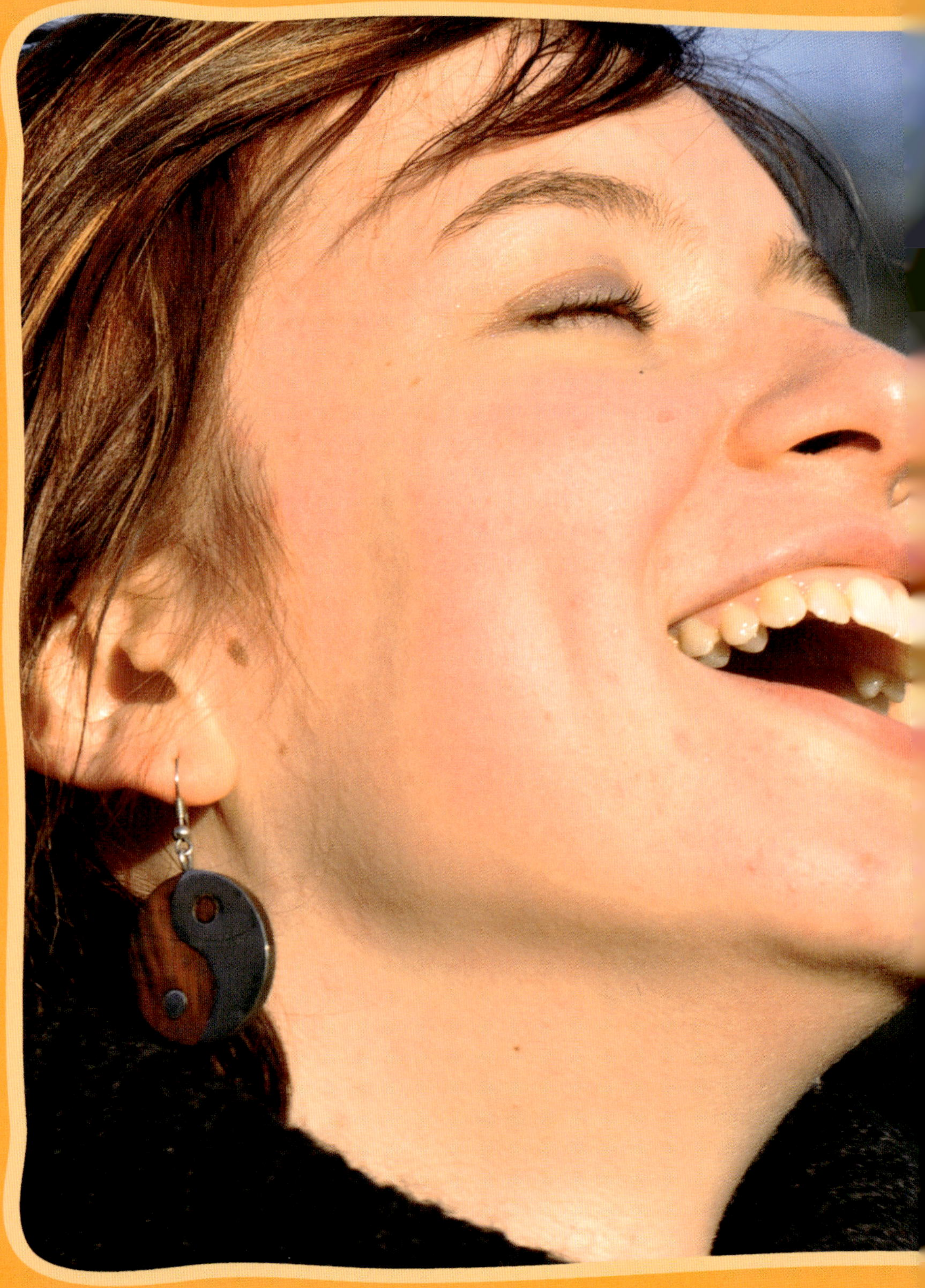

Gut zu wissen: Grundlagen der Zahnpflege

„Früh übt sich, was ein Meister werden will", das wusste schon Friedrich Schiller zu sagen. Doch selbst im Alter macht eine verbesserte Zahnhygiene einen Unterschied: Untersuchungen haben ergeben, dass Zähneputzen bei Menschen in Altersheimen die Todesrate senkt.[1] Senioren, die regelmäßig eine professionelle Mundpflege erhielten, hatten seltener Fieber, Grippe und Lungenentzündungen.[2] Gerade bei älteren Menschen kann eine optimierte Mundpflege die Zahnfleischgesundheit stärken, das Geschmacksempfinden verbessern, Mundgeruch mindern und damit Selbstbewusstsein und Wohlbefinden stärken.[3]

Gut zu wissen: Grundlagen der Zahnpflege

Zahnpflege, leicht gemacht – Wann? Wie oft? Wie putzt man effektiv?

In Umfragen gaben Menschen verschiedener Altersgruppen an, sich aus folgenden Gründen ihre Zähne zu putzen: Sie wollten schlechten Atem und Erkrankungen vermeiden und fühlten sich mit geputzten Zähnen frisch und selbstbewusst. Ein sauberes, schönes Lächeln war ihnen ebenfalls wichtig.[4]

Der Status quo zeigt es: Wie effektiv ist unsere Zahnhygiene wirklich?

Obgleich viele Menschen von sich sagen, dass sie regelmäßig Mundhygiene betreiben, hat ein Großteil von ihnen sichtbaren Belag (*Plaque*) auf den Zähnen, oftmals leiden sie, was Untersuchungen bestätigen, sogar unter Zahnfleischbluten und Karies. So ergab eine Studie in Großbritannien, dass im Durchschnitt an jedem 3. Zahn Belag feststellbar war. Das traf auf fast drei Vierteln (74 Prozent) der teilnehmenden Erwachsenen zu, die beteuerten, ihre Zähne 2-mal täglich zu pflegen. Menschen, die älter als 65 Jahre waren, wiesen fast an jedem 2. Zahn (44 Prozent) Plaque auf.[5] Anders ausgedrückt: Selbst wer öfters am Tag seine Zähne pflegt und sich Zeit dafür nimmt, gleicht damit eine fehlerhafte Technik nicht aus.[6] Eine falsche Mund- und Zahnhygiene kann die Situation in Ihrem Mund möglicherweise sogar verschlimmern.

Der richtige Zeitpunkt für die Zahnpflege

Viele Menschen putzen ihre Zähne 2-mal täglich: morgens nach dem Aufstehen und **abends** vor dem Zubettgehen. Meine Standardfragen sind dann immer: *„Was putzen Sie denn morgens weg? Haben Sie in der Nacht gegessen?"*

Meistens höre ich als Antwort etwas wie: *„Ich möchte meinen schlechten Geschmack im Mund und den Mundgeruch loswerden."* Doch woher kommen der schlechte Geschmack und der unangenehme Geruch am Morgen, wenn man doch in der Nacht nichts gegessen und vor dem Schlafengehen die Zähne geputzt hat? Die Antwort ist ganz einfach: Es handelt sich dabei schlichtweg um all den „Unrat", der beim Putzen liegen geblieben ist und der für die Mikroorganismen in Ihrem Mund anschließend ein Festmahl war. Da während des Schlafes weniger Speichel gebildet und der Mund kaum bewegt wird, nutzen unsere Mitbewohner die sturmfreie Bude und feiern kräftig mit allem, was Sie ihnen übrig gelassen haben. Das Ergebnis können Sie dann am Morgen schmecken und riechen.

Info

Nach dem Essen Zähneputzen nicht vergessen! – Was ist dran an diesem Spruch?

Viele Menschen folgen diesem altbekannten Rat. Doch genau dieser Zeitpunkt – direkt nach dem Essen – ist denkbar ungünstig, da sich durch das

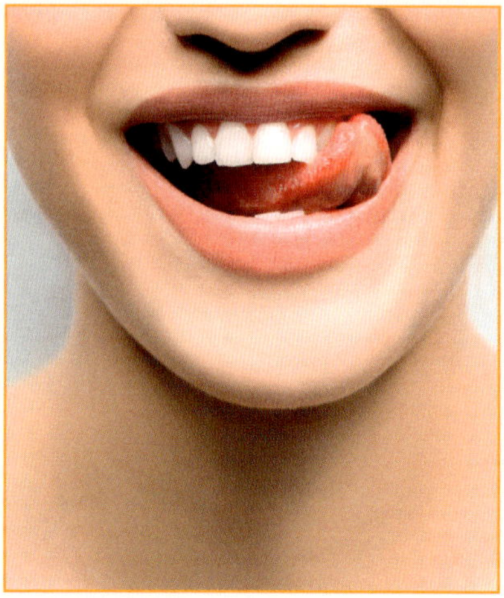

Essen meist Säure im Mund bildet, die die Oberfläche der Zähne angreift und aufraut. Das Gleiche passiert beim Genuss säurehaltiger Getränke wie Wein oder Fruchtsaft. Probieren Sie es selbst aus: Streichen Sie mit der Zunge über die vorderen Zähne, nachdem Sie ein Glas Orangensaft getrunken haben. Sie fühlen sich durch die Säureeinwirkung pelzig und rau an. Einige Minuten später ist die Zahnoberfläche wieder glatter, denn: Die Mineralstoffe in Ihrem Speichel wirken wie „flüssiger Zahn", der die angegriffenen Bereiche wieder auffüllt (siehe Seite 22 f.).

Warten Sie diesen Remineralisierungsprozess nicht ab, putzen Sie sich mit der Zeit regelrecht die Zahnoberfläche weg. Dadurch geht Zahnhartsubstanz verloren, was zu empfindlichen Zähnen führen kann.

Lassen Sie also mindestens 30 Minuten (besser 1 Stunde) nach dem Essen vergehen, bevor Sie die Zähne mit der Zahnbürste reinigen.

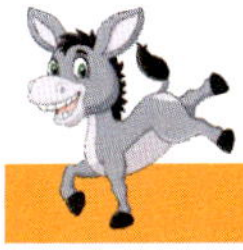

Probieren geht über Studieren!

Um die Säure nach dem Essen zu verdünnen, können Sie den Mund mit stillem Wasser spülen. Mineralwasser mit Kohlen*säure* ist weniger gut geeignet, da es Ihren Zähne erneut eine Säure zuführen würde. Das Kauen eines xylitolhaltigen Kaugummis (zu „Xylitol" siehe Infokasten Seite 27 f.) reinigt Ihre Zähne ebenfalls.

Und wie oft ist Zähneputzen angesagt?

Laut Untersuchungen reicht es bei Menschen mit optimaler Mundhygiene aus, wenn die Zähne alle 48 Stunden, sprich alle 2 Tage geputzt werden![7] Um nicht aus dem Rhythmus zu kommen, ist es jedoch empfehlenswert, sich mindestens **1-mal täglich** für **eine gründliche und ausführliche Mundpflege** Zeit zu nehmen. Es ist also besser, die Zähne einmal sorgfältig und in aller Ruhe zu reinigen, als sie mehrmals täglich nur oberflächlich zu putzen.

Leiden Sie jedoch unter Zahnfleischbluten und/oder haben Sie immer wieder einmal Löcher in den Zähnen, sollten Sie Ihre Zähne **mindestens 2-mal täglich** putzen.

Info

App, SMS, E-Mail – Warum nicht die moderne Technik nutzen?

Mittlerweile gibt es in den sozialen Medien einige Angebote, die einem die Mundhygiene erleichtern. Eine Untersuchung zeigte z. B., dass man mit einer Smartphone-App frühkindlicher Karies vorbeugen kann.[8]

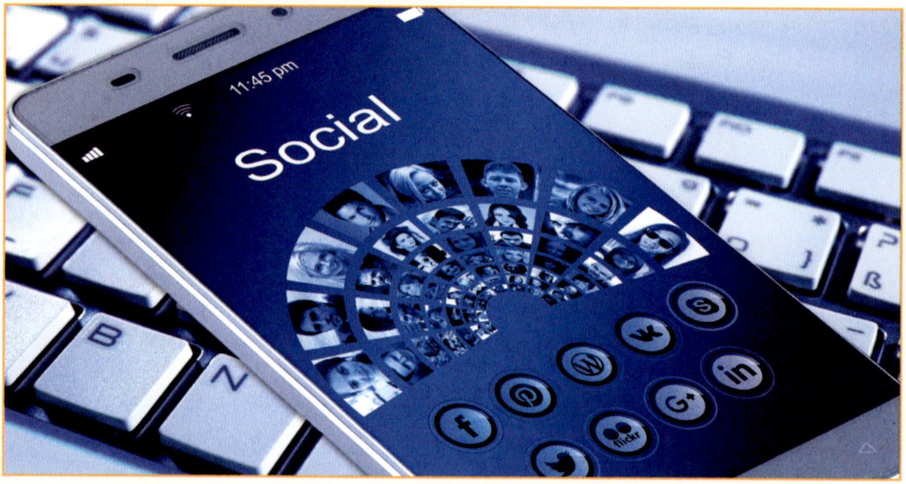

Weitere Untersuchungen wurden mit Spangenträgern durchgeführt, die vom Alter her meist in der Pubertät waren.[9] Die Studien ergaben, dass kurze SMS- oder E-Mail-Nachrichten als Erinnerung hilfreich sind und die Zusammenarbeit von Zahnarzt und Patient verbessern können. Viele dieser Erkenntnisse sind sicherlich auch für Erwachsene unterstützend. Probieren Sie es einfach aus, Sie werden selbst merken, was für Sie funktioniert.

Gründlich und effektiv putzen

Ich rate Rechtshändern, auf der rechten Seite zu beginnen, und Linkshänder sollten auf der linken Seite anfangen. Denn: Es ist einfacher, die der Hand abgewandte Seite sorgfältig zu pflegen. Dies ist einer der Gründe, wieso Rechtshänder meist auf der rechten Seite größere Zahnlöcher haben als auf der linken. Wenn Sie das wissen, können Sie sich darauf einstellen und mit dem schwierigeren Bereich anfangen. Das macht Sinn, weil Sie zu Beginn der Mundpflege motivierter sind und gewissenhafter vorgehen.

Entscheidend ist, dass Sie *alle* Flächen gründlich säubern. Den hinteren Mundbereich zu pflegen, das ist schwieriger, also starten Sie hinten. Rechtshänder gehen von rechts hinten bis zu den Schneidezähnen und von dort weiter über den Zahnbogen bis zum Ende auf der linken Seite. Eine weitere Möglichkeit ist es, sich zuerst von rechts hinten bis zur Mitte vorn vorzuarbeiten und dann nach links hinten zu springen und von dort die Reinigung erneut bis zu den Schneidezähnen durchzuführen.

Wie auch immer Sie vorgehen: Wichtig ist, dass es für Sie persönlich stimmig und effektiv ist. Ein Ritual, bei dem immer wieder die gleichen Bewegungsabläufe stattfinden, führt nach einiger Zeit dazu, dass Sie selbst im Halbschlaf noch eine gute Mundpflege hinbekommen.

Info

Wie viele Flächen sind bei einem Zahn eigentlich zu reinigen?

Auf diese Frage antwortet ein Großteil meiner neuen Patienten: *„Drei."* Und sie meinen die Kaufläche, die Außen- und die Innenfläche. – Wissen Sie es besser? – Ich muss meist nachhaken: *„Wie viele Flächen hat ein Zahn denn?"*

Stellen Sie sich einen Backenzahn als Würfel mit sechs Flächen vor (siehe Abb. unten). Nun ist es ganz einfach. Eine Fläche entspricht in diesem Beispiel den Wurzeln, die im Knochen verankert und für Bürsten nicht zugänglich sind.

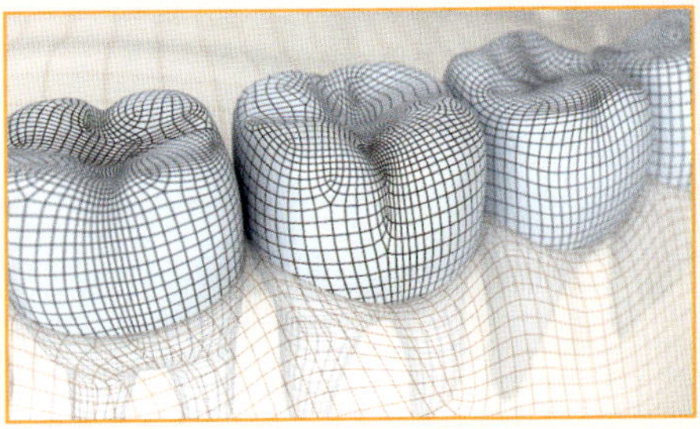

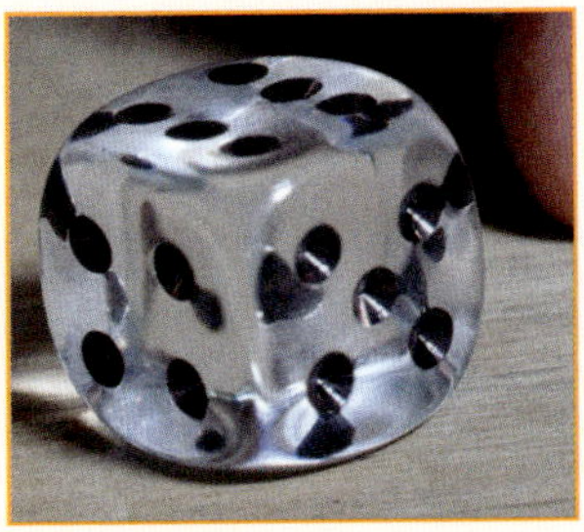

Es bleiben also fünf Flächen übrig:

- zwei interdentale Flächen, also die beiden Flächen zwischen den Zähnen, nach vorn und nach hinten (Bei den letzten Zähnen gehört auch die Abrundung des letzten Zahnes des Zahnbogens dazu.)
- die innere (zur Zunge hin liegende) Fläche
- die Außenfläche, die zur Wange bzw. zu den Lippen zeigt
- die obere Fläche, die Kaufläche

Bereits beim Essen werden die Kauflächen durch den Gegenbiss ein wenig gesäubert. Außerdem werden die Innenflächen durch die Zunge und die Außenflächen durch die Wangen und Lippen vorgereinigt. Ein Teil des Speisebreis wird zwischen die Zähne gedrückt, in den Bereich, der von vielen Menschen nur unzureichend gepflegt wird. Diese Stellen sind sehr sensibel und alles, was sich dort festsetzt, führt bei unzureichender Hygiene zu unangenehmem Mundgeruch.

Fazit

Die meisten Essensreste und Zahnbeläge finden sich zwischen den Zähnen. Daher ist die Pflege des Zahnzwischenraums am wichtigsten. Hier kann sich das Zahnfleisch leicht entzünden. Weitet sich die Infektion aus, spricht man von *Parodontitis*, die mit dem Verlust des Gewebes des Zahnhalteapparats einhergeht.[10] Auch Karies zwischen den Zähnen kann eine Folge von mangelnder Pflege in diesem Bereich sein. Zudem kann man diese Karies oftmals nicht erkennen. Man spricht von „versteckter" Karies. Zwei kleine Röntgenaufnahmen, sogenannte „Bissflügelaufnahmen", können hier möglicherweise mehr Klarheit bringen.

I-I-A-O!, so putzen Sie richtig – Eine Eselsbrücke

Der Esel war bedrückt: Er bemerkte, dass er Mundgeruch hatte. Doch dann erinnerte er sich mit einem lauten „IIA-Oh ja", wie man Zähne richtig pflegt:

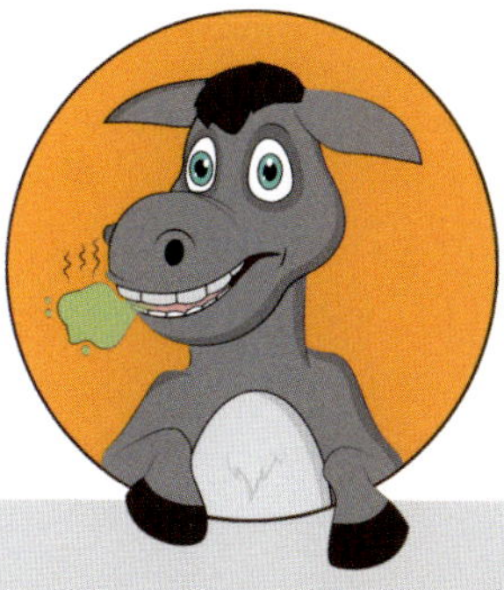

1. Interdental: Das Versteck der Erreger zuerst säubern.
2. Dann die Innen- und
3. anschließend die Außenflächen putzen.
4. Abschließend oben auf den Kaufläche kreisende Bewegungen ausführen.

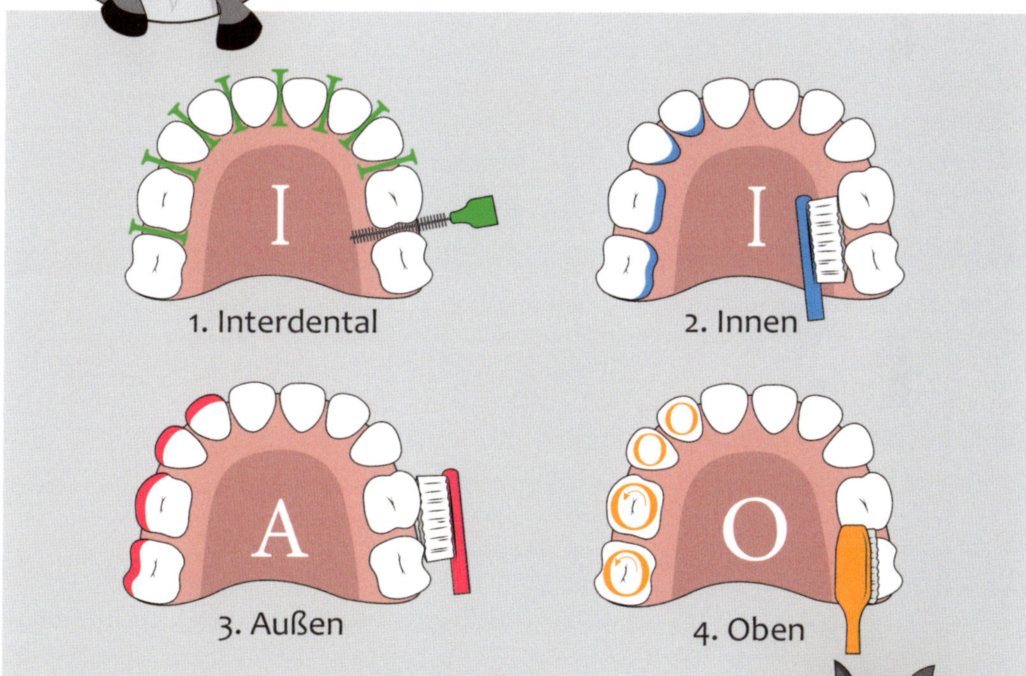

Mit Hilfe der einfachen Eselsbrücke I-I-A-O zaubert der Esel Glanz, Gesundheit und Frische in sein Maul.

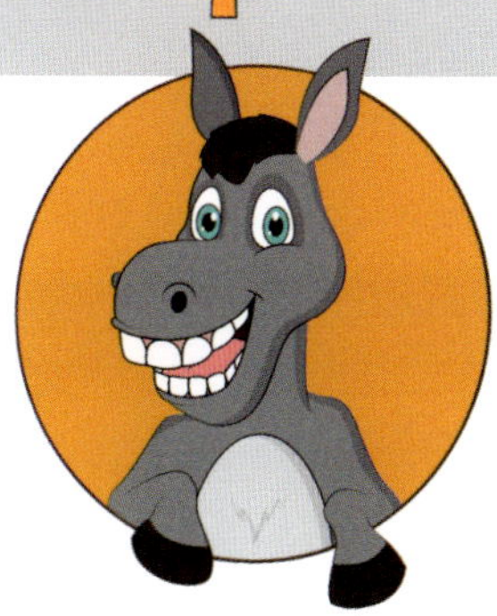

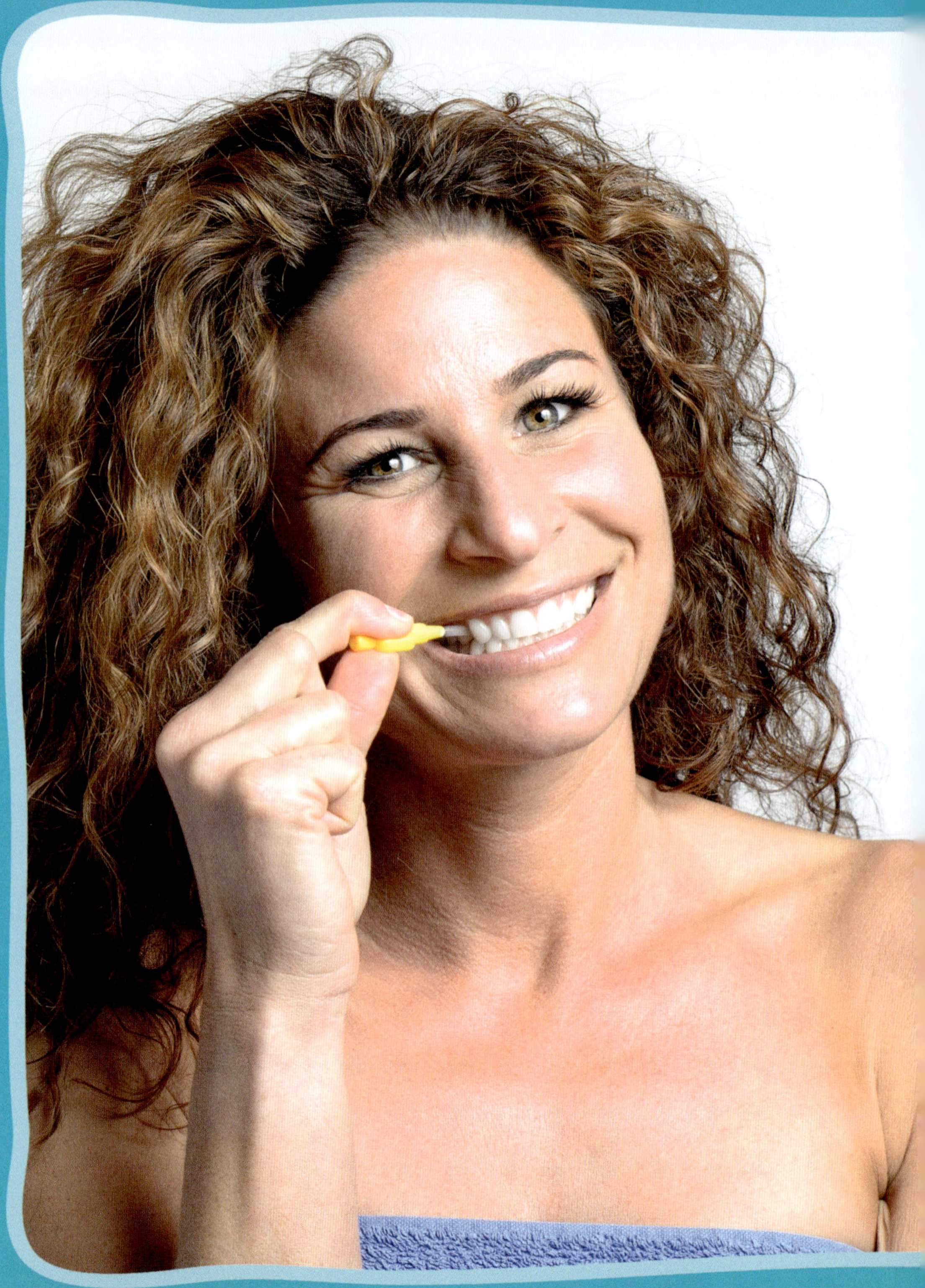

Elementar wichtig: Die Zahnzwischenräume sauber halten

40 Prozent der Zahnflächen befinden sich im Interdentalbereich. Wer seine Zähne also „nur" mit der Zahnbürste putzt, schiebt einen Teil der Speisereste und Beläge (Plaques) in den Raum zwischen den Zähnen hinein, wo er dort ungestört lebenden Mikroorganismen als Nahrung dient. So muss man sich über Karies und Erkrankungen des Zahnhalteapparates nicht wundern. Erfahren Sie, wie Sie Ihre Zahnzwischenräume effektiv reinigen, denn: Saubere Interdentalbereiche sind ein großer Schritt in Richtung Gesundheit – der Zähne, des Zahnhalteapparats und des gesamten Organismus'!

Elementar wichtig: Die Zahnzwischenräume sauber halten

Eine Einführung in das Thema „Interdentalräume"

„Erwiesen ist, dass Menschen, die Zahnzwischenraumpflege betreiben, weniger häufig unter Karies oder fehlenden Zähnen leiden. Auch ist das Gewebe um den Zahn, das Parodont, gesünder."
J. T. Marchesan[1]

Etwa 40 Prozent der Zahnoberflächen befinden sich zwischen den Zähnen (siehe Abb. unten). Innenflächen, Kauflächen und Außenflächen – die Bereiche also, die man mit einer Zahnbürste erreicht – machen nur 60 Prozent aus.[2] Wer seine Zähne allein mit der Zahnbürste putzt, lässt hiermit nicht nur 40 Prozent der Zahnflächen ungesäubert, nein, er belastet sie sogar zusätzlich, indem er Beläge (*Plaques*) und Essensreste in die Zahnzwischenräume hineinschiebt. Anders ausgedrückt: Zähneputzen allein schafft im Interdentalbereich ein Schlaraffenland für Mikroorganismen, deren Stoffwechselprodukte hier ebenfalls liegen bleiben und zusätzlich für gesundheitliche Probleme sorgen können.

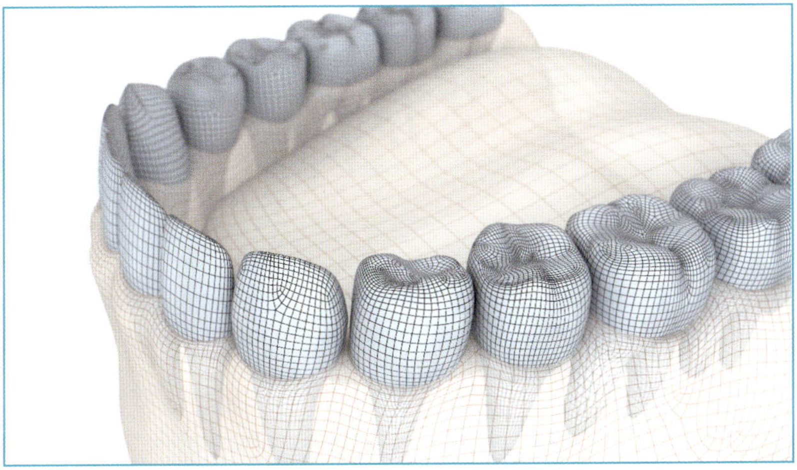

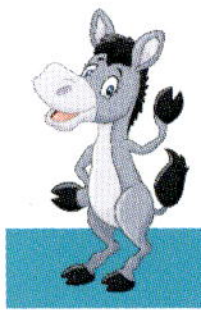

Eine persönliche Geschichte

Als ich einem Professor und Leiter eines Max-Planck-Instituts auf einem Grillfest die gerade beschriebenen Zusammenhänge in puncto Zahnzwischenräume erläuterte, entgegnete er mir: *„Du willst mir damit doch nicht etwa sagen, dass dort die Scheiße der Bakterien vor sich hin fault, oder?"* Doch, genau das wollte ich sagen. Und nicht nur das, auch andere Ausscheidungsprodukte und schließlich die sterblichen Überreste der Mikroben faulen in den Interdentalbereichen vor sich hin. Bleibt dieser Prozess über Tage, Wochen, Monate ungestört, löst sich möglicherweise die Zahnhartsubstanz auf, Karies schreitet voran. Zudem entzündet sich das Zahnfleisch, was sich u. a. durch Zahnfleischbluten bemerkbar macht.

Info

Erstaunlich: Interdentalpflege gibt es bereits seit 3600 Jahren!

In alten religiösen Schriften aus der Zeit vor und nach der Entstehung des Christentums wird die Anwendung von abgebrochenen Zweigen als Zahnstocher beschrieben.[3] Die ersten Hinweise auf solche Zahnsticks datierten Forscher auf 1600 v. Chr. Die Chinesen fertigten sie aus Ästen von Bäumen, die mit ihren Aromastoffen für Frische im Mund sorgten. Und in der klassischen griechischen und römischen Literatur gibt es ebenfalls Berichte über den Gebrauch von Zweigen als primitive Zahnstocher, mit denen sich Essensreste aus den Bereichen zwischen den Zähnen entfernen ließen. Dabei behielten die alten Griechen die Zahnstocher oft über längere Zeit im Mund, weshalb man sie „Zahnstocher-Kauer" nannte. Reiche Bürger hatten sogar Sticks aus Gold oder Silber, die sie stets bei sich trugen. Unklar ist, ob die Menschen schon damals auf Zahnpflege Wert legten oder ob sie mit dem Zahnstocher nur störende Essensreste entfernen wollten.[4]

Die Zahnzwischenräume einfach und bequem sauber halten

Es sind heute unterschiedliche Produkte von verschiedenen Herstellern auf dem Markt, die dazu dienen, die Zahnzwischenräume zu reinigen. Dazu zählen Interdentalbürsten, Zahnstocher (aus Holz, Metall oder Plastik; die man auch als „Interdentalpicks" und „-sticks" bezeichnet), unterschiedliche Arten von Zahnseide und Zahnband, elektrische Mundduschen sowie Geräte, die mit Luftdruck arbeiten oder mit Mikrofasern (Mikrofilamenten), die im Zwischenraum bewegt werden. Leider wird die Zahnseide bis heute noch oft empfohlen.

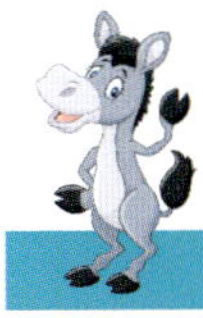

Persönliche Erfahrungen vom Mundgesundheits-Coach

Die Handhabung von Zahnseide finde ich persönlich zu kompliziert. Zudem besteht eine recht große Verletzungsgefahr, es dauert mir zu lang und das Ergebnis ist wenig überzeugend. Ein passendes Bild aus dem Alltag kann das deutlich machen: Wenn Sie einen Teller mit Pasta- und Soßenresten reinigen wollen, können Sie ihn unter fließendem Wasser grob säubern, doch es wird ein Film zurückbleiben. Wenn Sie diesen Teller nun mit einem gespannten Band abziehen, werden Sie nicht viel erreichen. Verwenden Sie jedoch eine Bürste, so wird die Oberfläche recht schnell sauber. Für mich ist sie also das Mittel der Wahl: die **Interdentalbürste**.

Info

Zwischenraumpflege schon im Kindermund?

Sobald im Milchgebiss zwei Zähne nebeneinanderstehen, ergeben sich Räume zwischen den Zähnen. Und diese sollten auch, wenn möglich, gereinigt werden. Denn mit den Nischen erhöht sich das Risiko für Karies zwischen den Zähnen und für Zahnfleischentzündungen deutlich. Es konnte gezeigt werden, dass Vorschulkinder 30 Prozent weniger Karies im Zahnzwischenraum hatten, wenn sie regelmäßig eine professionelle Interdentalpflege mit Zahnseide erhielten.[5]

Zahnseide, Zahnstocher und Interdentalbürsten – Die Werkzeuge der Interdentalpflege im Vergleich

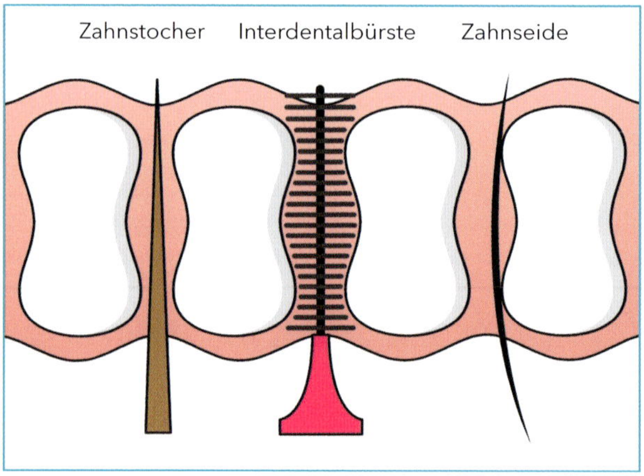

Die verschiedenen Hilfsmittel zur Reinigung der Zahnzwischenräume

Die Abbildung links zeigt, dass in den meisten Zahnzwischenräumen Zahnstocher und Zahnseide viele Bereiche nicht erreichen. Zudem verschmiert die Zahnseide die Beläge eher und reinigt nicht effektiv. Der Bereich unterhalb des Kontaktpunktes der Zähne, der zwischen den Zähnen liegt, ist bei vielen Menschen ein recht großes Dreieck. Die Zähne sind im Interdentalbereich nicht immer nach außen gewölbt oder gerade, oft sind sie also nach innen gewölbt, und diese Fläche ist mit Zahnseide oder Zahnstocher nicht zu erreichen. Wenn sich bereits Knochen zurückgezogen hat, müssen auch kleine Vertiefungen und Furchen, die im Bereich der freiliegenden Wurzeln stärker sind, gesäubert werden.[6] Eine unzureichende Pflege z. B. der Frontzähne im Unterkiefer begünstigt die Zahnsteinbildung.

Fazit

Untersuchungen haben bestätigt, dass die Benutzung von Interdentalbürsten effektiver ist als die von Zahnseide.[7] Während Zahnseide keine Verbesserung gegenüber der Mundhygiene mit Zahnbürste und Zahnpasta allein zeigte, wirkte sich die Verwendung von Interdentalbürsten deutlich positiv aus.[8]

Zahnstocher

Zahnstocher werden, wie bereits erwähnt, auch als „Zahnsticks" oder „-picks" bezeichnet. Sie können grobe Essensreste zwischen den Zähnen entfernen und sind daher z. B. beim Restaurantbesuch nützlich. Ihre Handhabung ist einfacher als die von Zahnseide. Sie sind aber – ähnlich wie Zahnseide – nicht in der Lage, gründlich und effektiv zu reinigen.

Ein Vorteil kann sein, dass sie metallfrei sind. Für Menschen, die elektrosensibel reagieren und die deshalb Interdentalbürsten wegen des Drahtes nicht verwenden können, sind Zahnstocher aus Plastik oder Holz eine empfehlenswerte Alternative.

Dreikanthölzer

Dreikanthölzer bestehen aus weichem Holz. Bevor man sie verwendet, empfiehlt es sich, sie an der Spitze anzufeuchten. Das kann mit den Lippen und/oder der Zunge geschehen. Das Holz saugt die Feuchtigkeit auf, dehnt sich ein wenig aus und wird elastischer. Dann schiebt man das Dreikantholz über dem Zahnfleischsaum horizontal in den Interdentalraum hinein und bewegt es vertikal nach vorn und zurück. Wenn der Platz es erlaubt, kann das Hölzchen auch etwas seitlich geführt werden, damit es sich sowohl am vorderen als auch am hinteren Zahn reibt und dort den Belag entfernt. Neben der Reinigung erreicht man damit auch eine bessere Durchblutung des Zahnfleischs.[9]

Eigentlich müssten Sie für jeden Zahnzwischenraum ein neues Hölzchen verwenden, damit der Belag aus dem einen nicht im nächsten Interdentalbereich landet. Sie können das Hölzchen aber auch nach der Reinigung jedes Zwischenraums mit den Fingern unter fließendem heißem Wasser reinigen.

Dreikanthölzchen mit Fluorid sollten Sie nicht nehmen (siehe Seite 119 und mein Buch *Raus aus der Fuorid-Falle!**).

Zahnstocher aus Kunststoff

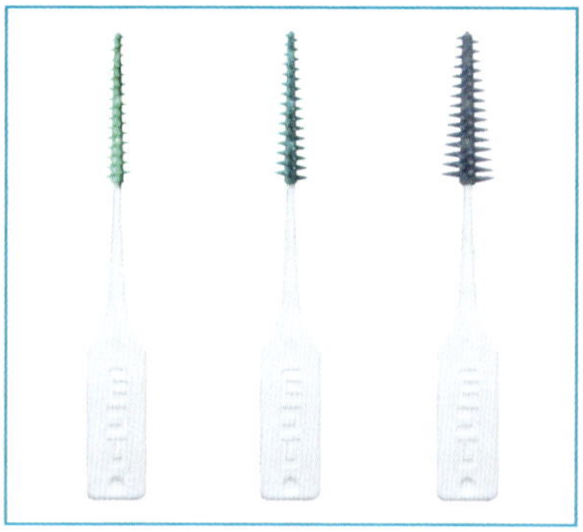

Zahnstocher aus Kunststoff oder „Interdentalsticks" sind meist mit Silikonlamellen lamellen, Gummiborsten oder mit Textilfasern versehen (siehe Abb. links). Hier gibt es z. B. *TePe EasyPick®* und *GUM Soft-Picks®*. Laut Studien haben sie eine Reinigungswirkung wie Interdentalbürsten.[10]

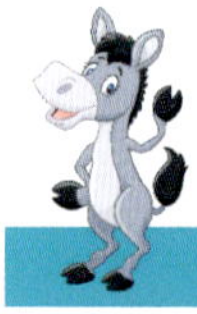

Persönliche Erfahrungen vom Mundgesundheits-Coach

Meine Patienten hatten nach einem Umstieg von Interdentalbürsten auf Interdentalsticks mehr Beläge und Zahnfleischbluten. Ein Grund könnte sein, dass Interdentalbürsten in vielen unterschiedlichen Größen angeboten werden und deshalb individuellen Ansprüchen besser genügen, während es Interdentalsticks meist nur in wenigen Größen gibt.

* Dr. med. dent. Nicole Wagner: *Raus aus der Fluorid-Falle!* Hans-Nietsch-Verlag, Roßdorf 2019

Interdentalbürsten

„Untersuchungen zeigten, dass die Benutzung von Interdentalbürsten nachweislich Blutungen im Zahnzwischenraum reduziert."
D. Bourgeois[11]

Die passende Form

Interdentalbürsten gibt es in zylindrischen und in konischen Formen (siehe Abb. unten). Die **konischen Bürsten** (linkes Bürstchen) vereinen im Prinzip also mehrere Größen in sich, da sie an der Spitze den kleinsten Durchmesser haben und dann nach hinten dicker werden. **Zylindrische Bürsten** (rechtes Bürstchen) sind über die gesamte Länge gleich dick.

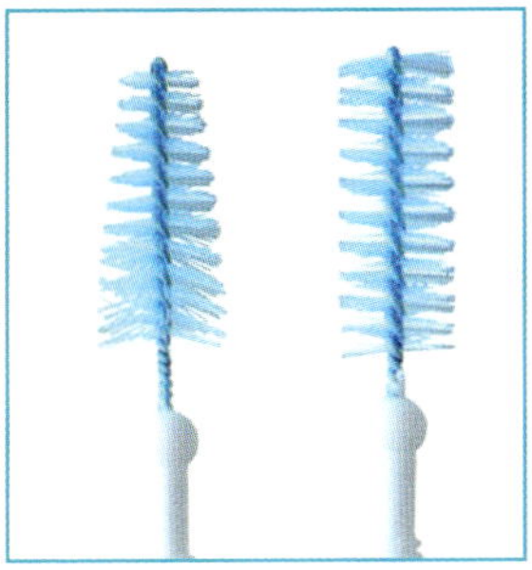

Je nach Zahnzwischenraum ist die eine oder die andere Form besser geeignet. Sind die Zähne in der Achse gedreht, kann eine konische Form vorteilhaft sein. Stehen die Zähne parallel ausgerichtet nebeneinander, füllt eine zylindrische Bürste den Zwischenraum besser aus und reinigt somit auch gründlicher.

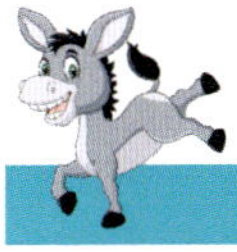

Probieren geht über Studieren!

Ich persönlich verwende zylindrische Bürsten mit unterschiedlichem Durchmesser. Es gibt aber auch Patienten, denen die konische Form mehr zusagt. Probieren Sie es selbst aus und fragen Sie Ihren Zahnarzt oder Ihre Zahnarzthelferin beim nächsten Mundhygienetermin, ob Ihre Interdentalräume optimal gepflegt sind.

Bürsten im Halter oder als Einzelbürste?

Das Einspannen der Bürstchen in einen Halter dauert mir persönlich zu lange. Außerdem besteht die Gefahr, dass sich die Bürsten schneller verbiegen. Vorteil dieser Methode ist, dass weniger Müll entsteht. Eine Studie aus dem Jahre 2014 hat jedoch bestätigt, dass Interdentalbürsten mit kurzem Griff leichter zu handhaben sind.[12]

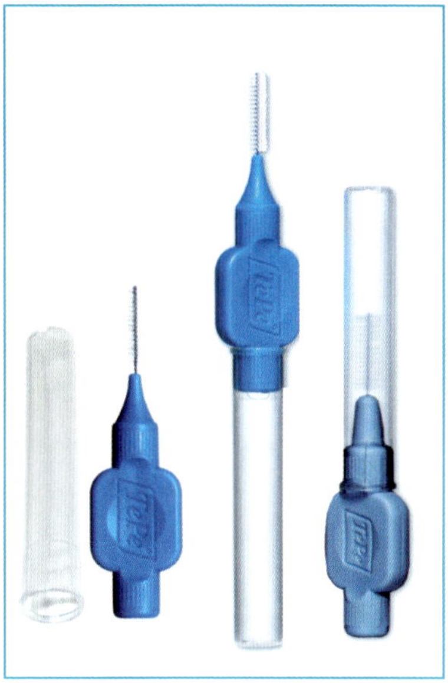

Die Einzelbürsten sind kürzer als die mit wiederverwendbarem Halter und deshalb einfacher zu handhaben. Wenn eine Bürste ausgedient hat, nimmt man einfach eine neue Einzelbürste aus der Packung. Die (durchsichtige) Schutzkappe kann man bei manchen Produkten bei Bedarf auch als Verlängerung verwenden, indem man sie eben nicht auf das Bürstchen steckt (wie man es tut, wenn man unterwegs ist), sondern hinten auf den Grifff (siehe Abb. links).

Info

Und was ist mit dem Draht?

Markenhersteller verwenden meist einen ummantelten Draht, damit dieser Zähne und Zahnersatz nicht beschädigt. Zudem bleibt die Zahnoberfläche vor Irritationen durch das Metall bewahrt. Metall kann sonst zu Missempfindungen führen.[13]

Info

Sollte zusätzlich eine Lösung verwendet werden?

Die generelle Empfehlung ist: nein. Bleibt jedoch eine Blutung über mehrere Tage bestehen, können Sie die (gesäuberte) Bürste, bevor Sie sie im Mund einsetzen, in eine desinfizierende und die Heilung fördernde Lösung tauchen. Diese füllen Sie dafür in einen Eierbecher. Je nach Ursache der Blutung bieten sich Speiseöle mit einem Aromaöl (wie Teebaum- oder Zimtöl), Tee (z. B. Kamille, Salbei) oder andere Heilmittel an. Sollte sich die Blutung nach spätestens sieben Tagen nicht deutlich gebessert haben oder verschwunden sein, suchen Sie bitte eine Fachkraft auf.

Die richtige Bürstengröße

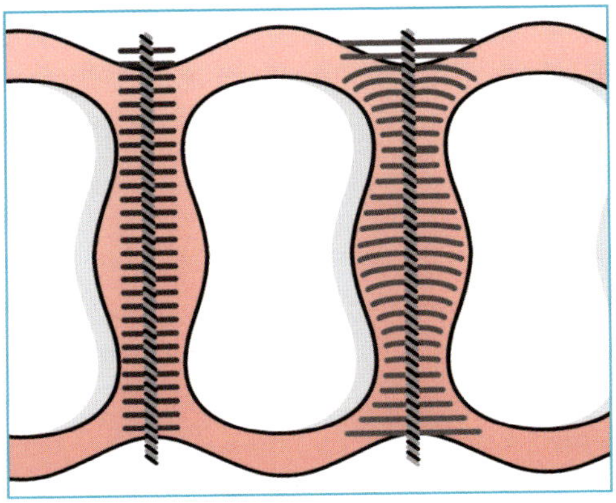

Wichtig ist, dass Sie eine Bürste nehmen, die gerade noch in den Interdentalraum hineinpasst (siehe Abb. links). Ist die Bürste zu groß, verursacht sie Schmerzen oder sie passt gar nicht in den Zwischenraum hinein. Auch die Gefahr einer Verletzung steigt. Ist sie jedoch zu klein, ist die Reinigung weniger effektiv.

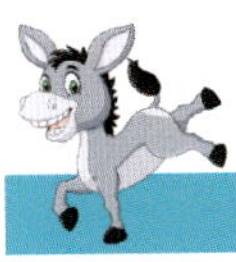

Probieren geht über Studieren!

Betreiben Sie einmal am Tag eine gründliche Mundhygiene. Am wichtigsten ist hierbei meines Erachtens die Reinigung der Interdentalräume, weil sich dort der meiste „Abfall" befindet. Und da fast jeder von uns im Mund unterschiedlich große Zahnzwischenräume hat, sollten auch unterschiedlich große Interdentalbürsten zum Einsatz kommen. Hier können Sie auch nach Situation entscheiden: Sind Sie beispielsweise gerade zu müde und unkonzentriert, um den Interdentalbereich mit der korrekt passenden Bürste achtsam zu pflegen, dann nehmen Sie besser eine kleinere Bürste als gar keine.

Interdentalbürsten richtig verwenden

Achten Sie bitte darauf, dass der Bürstendraht immer gerade ist, wenn Sie ihn in den Raum zwischen den Zähnen einführen. Ist er verbogen, erhöht sich zum einen die Verletzungsgefahr, zum anderen wird der Draht mechanisch mehr belastet, wodurch er schneller abbricht. Zu Beginn kann es hilfreich sein, wenn Sie die Bürste nicht am Griff, sondern in der Mitte des Drahtes festhalten, so als ob Sie einen Faden ins Nadelöhr einfädeln wollten. Führen Sie die Bürste nun in den Raum zwischen zwei Zähnen ein. Halten Sie sie dabei horizontal, denn wenn Sie sie zu weit in Richtung Kontaktpunkt der Zähne kippen, bleiben Sie an diesem Punkt hängen; kippen Sie sie zu stark in Richtung Zahnfleischsaum, dann verletzen Sie möglicherweise das Zahnfleisch, was Schmerzen und Blutungen verursachen kann.

Im Zahnzwischenraum angekommen, drücken Sie die Spitze des Zahnfleisches (*Papille*) vorsichtig nach unten in Richtung Wurzelspitze, indem Sie die Interdentalbürste sanft zum Zahnfleischsaum hin schieben. Danach halten Sie die Bürste am Griff fest und bewegen sie 8- bis 10-mal horizontal nach vorn und zurück. Achten Sie dabei bitte darauf, dass die Bürste im Interdentalraum bleibt, denn das „Einfädeln" braucht die meiste Zeit. Ist dieser Bereich gereinigt, nehmen Sie das Bürstchen aus dem Mund und säubern es mit den Fingern unter fließendem heißem Wasser. Es nur abzuspülen reicht nicht aus! Verzichten Sie auf diese Reinigung, verteilen Sie möglicherweise die Beläge im Mund vom einen in den nächsten Zahnzwischenraum.

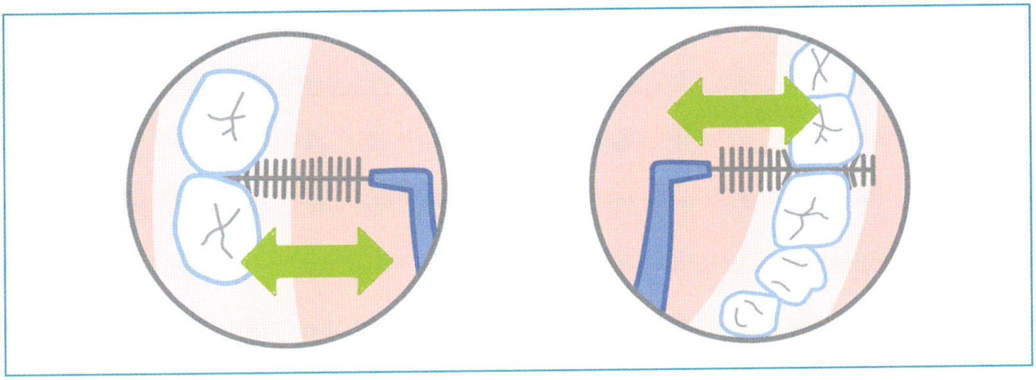

Probieren geht über Studieren!

Gehen Sie zuerst mit der größten Bürste durch die größeren Zahnzwischenräume. (Rechtshänder beginnen dabei rechts hinten und arbeiten sich im Zahnbogen nach links hinten vor. Linkshänder machen es andersherum.) Dann fahren Sie mit kleiner werdenden Größen in den noch nicht gereinigten Bereichen fort. Mit der Zeit wissen Sie, welche Bürste zwischen welche Zähne passt.

Vor der Reinigung im Backenzahnbereich können Sie die Bürste rechtwinklig zurechtbiegen. So kommen Sie leichter in den Bereich zwischen den Zähnen. (Wenn Sie nicht ohnehin eine Austauschbürste mit Halter verwenden, die von vornherein so geformt ist; siehe Abb. Seite 56) Ein weiterer Trick ist, den Mund zuerst einmal zu schließen und den Unterkiefer möglichst weit nach rechts (wenn Sie rechts beginnen) oder nach links (wenn Sie auf dieser Seite reinigen) zu schieben. Zwar geht der Mund dann nicht mehr so weit auf, doch die Muskulatur auf dieser Seite wird lockerer, und so können Sie die hinteren Zähne einfach erreichen.

Probieren Sie es selbst aus: Legen Sie die Spitze eines Fingers an die Außenfläche des oberen Zahnes rechts hinten. Nun öffnen Sie Ihren Mund möglichst weit. Sie werden spüren, wie die Kaumuskulatur gegen Ihren Finger drückt. Schließen Sie den Mund wieder, und spüren Sie, wie Ihr Finger dadurch mehr Platz bekommt. Wenn Sie nun den Unterkiefer nach links schieben, wird der Platz wieder eng, und wenn Sie den Unterkiefer nach rechts bewegen, erhalten Sie wesentlich mehr Raum. (Diese Bewegung kann man auch während einer professionellen Zahnreinigung oder einer Zahnbehandlung ausführen, da sie die Arbeit in diesem Bereich erleichtert.)

Interdentalbürsten aufbewahren

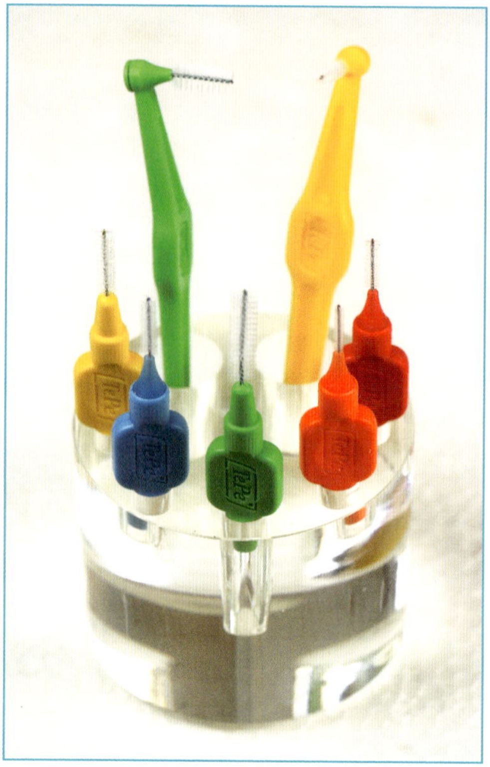

Nach der Interdentalreinigung säubern Sie die Bürstchen noch einmal gründlich mit den Fingern unter fließendem heißem Wasser. Zum Trocknen sollten sie an der Luft stehen. (*TePe*® hat dazu einen hochwertigen Glasständer entwickelt, der ab Herbst 2019 erhältlich ist.) Für unterwegs bieten einige Hersteller eine durchsichtige Schutzkappe aus Plastik an, die meist ein kleines Loch besitzt, damit die Feuchtigkeit entweichen kann. Diese Kappe kann auch zur Verlängerung des Griffs verwendet werden, indem man sie einfach hinten aufsteckt (siehe Abb. Seite 52).

Wann sollte man die Interdentalbürste austauschen?

Eine neue Bürste nehmen Sie, wenn ihre alte abgebrochen ist oder sich nur noch wenige Borsten am Draht befinden. Je dünner die Bürste, desto dünner ist auch der Draht und desto schneller geht sie kaputt.

Bei den dünnen Bürsten mag es sein, dass Sie zu Beginn sogar mehrere für eine Zahnreinigung benötigen – gerade wenn Ihnen bei der Handhabung noch die Übung fehlt. Recht dicke Bürstchen hingegen, die vielleicht auch nur für einen einzigen Zwischenraum genutzt werden, halten mehrere Wochen lang.

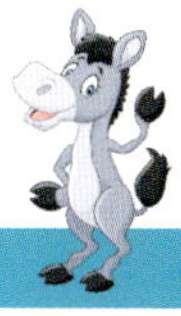

Persönliche Erfahrungen vom Mundgesundheits-Coach

Wenn Sie noch nie Zwischenraumpflege oder bis dato nur eine mangelhafte betrieben haben, ist die Wahrscheinlichkeit groß, dass das Zahnfleisch entzündet ist. Die fünf klassischen Entzündungszeichen sind: 1. Rötung, 2. Schwellung, 3. Wärme, 4. Schmerz und 5. Funktionsverlust.

Geht die Entzündung zurück, nehmen meist auch Rötung und Schwellung wieder ab. Die Folge ist, dass Sie möglicherweise recht schnell dickere Bürsten benötigen. Probieren Sie es einfach aus. Hier hat der Interdentalbürsten-Mix von *TePe*® mit unterschiedlich dicken Bürsten in einer Packung Vorteile. So können Sie einfach testen, ob Sie dickere Bürstchen brauchen, und wenn ja, welche für Sie geeignet sind. Die Größen, die Sie dauerhaft benötigen, können Sie dann nachkaufen. Die geläufigsten Größen gibt es von unterschiedlichen Herstellern. Meines Wissens hat *TePe*® jedoch sowohl die kleinste als auch die größten Zwischenraumbürsten im Angebot.

Risiken bei der Verwendung von Interdentalbürsten

Bei einer falschen Handhabung kann es zu Verletzungen kommen. Beispielsweise, wenn man mit zu viel Druck in enge Zahnzwischenräume hineindrängt. Im Zweifelsfall besser eine kleinere Bürste verwenden und sie im Zwischenraumbereich häufiger nach vorn und zurück bewegen, um den Belag zu entfernen. Und: Verwenden Sie lieber eine kleinere Bürste als gar keine.

Und wenn ein Zahnzwischenraum ganz unzugänglich ist?

Die wahrscheinlichste Ursache für unzugängliche Zwischenräume ist, dass der Bereich durch Zahnstein oder Konkremente (Zahnstein unterhalb des Zahnfleischs) versperrt ist. Hier müssen die Hindernisse bei einer professionellen Zahnreinigung entfernt werden.

In seltenen Fällen stehen die Zähne tatsächlich so eng zusammen, dass man selbst mit der kleinsten Bürste) nicht dazwischenkommt. (Die kleinste Interdentalbürste, die ich kenne, ist die rosafarbene von der Firma *TePe®*.) Ist selbst diese zu groß, dann ist die Verwendung von Zahnseide empfehlenswert (siehe folgende Ausführungen).

Zahnseide und Zahnband

Der Amerikaner Levi Spear Parmly (1790–1859) war der Erste, der über die Reinigung der Zahnzwischenräume mit Zahnseide (*Floss*) berichtete.[14] Schon im 19. Jahrhundert wurde Zahnseide aus Seide verwendet. Solche aus Nylon kam kurz nach dem Zweiten Weltkrieg auf den Markt. Da ihre Anwendung Übung erfordert, ist es verständlich, dass die Handhabung von Zahnseide sich nur sehr langsam verbreitete – bis heute. Nur wenige Menschen benutzen bei ihrer täglichen Zahnreinigung auch Zahnseide.[15]

Gewachst oder ungewachst – Was ist die richtige Wahl?

Zwischen gewachster und ungewachster Zahnseide gibt es in Bezug auf die Entfernung von *Plaque* keine Unterschiede.[16] Gewachste Zahnseide ist zwar dicker als ungewachste, gleitet aber leichter in den Zahnzwischenraum hinein, wodurch die Handhabung gerade am Anfang einfacher sein kann. Allerdings bleibt Wachs auf der Zahnoberfläche haften, wo es die Reinigungs- und Remineralisierungsarbeit des Speichels behindert.

Fazit

Wenn Sie Zahnseide verwenden wollen, dann am besten **ungewachste**. Da ungewachste Zahnseide sehr dünn hergestellt werden kann, ist sie bei sehr eng stehenden Zähnen von Vorteil.[17] **Verzichten Sie** aber **unbedingt auf fluoridierte Zahnseide**. Die Gründe dafür erfahren Sie in meinem Buch *Raus aus der Fluorid-Falle!* und in Kurzfassung auf Seite 117 ff.

Info

Bessere Gleitfähigkeit, auch ohne Wachs!

Um die Gleitfähigkeit zu verbessern, gibt es Zahnseide, deren Fasern mit Silikon bedampft (beispielsweise Zahnseide von *Oral-B®*) oder mit einer Kunststoffmasse ummantelt (beispielsweise *Oral-B® SATINfloss*) wurden. Auch Zahnseide aus speziellen Teflonfasern (z. B. *Oral-B® Glide*) kann einfacher durch enge Kontaktpunkte geführt werden.[18]

Zahnband

Als „Zahnband" oder „Dentotape" bezeichnet man eine breitere Zahnseide, eben ein Band. Um es verwenden zu können, braucht man ausreichend durchlässige Kontaktpunkte zwischen den Zähnen. Wenn diese Voraussetzung gegeben ist, dann reinigt das Tape im Vergleich zur Zahnseide besser.[19]

Zahnseide und Zahnband richtig verwenden

„Marktbeobachtungen haben ergeben, dass im Jahre 2006 in Deutschland durchschnittlich 9 VBE Zahnseide pro Einwohner verkauft wurden [VBE steht für: Verbrauchseinheiten; 1 VBE entspricht 50 Zentimetern Zahnseide].[20] *Dies entspricht etwa einem täglichen Pro-Kopf-Verbrauch von nur 1,2 Zentimetern.*
J.-F. Roulet, S. Fath, S. Zimmer[21]

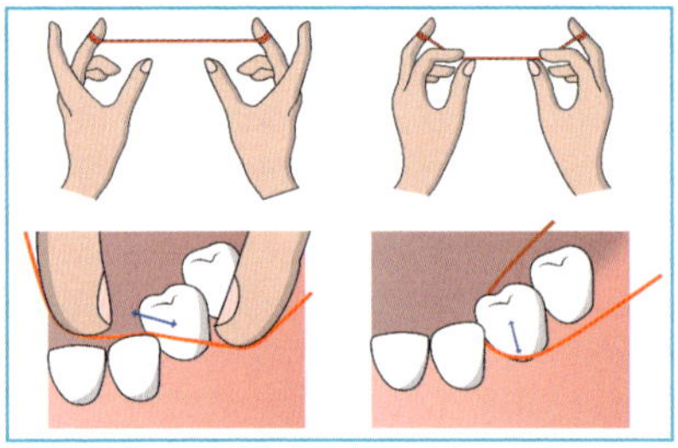

Ist Ihr Gebiss vollständig, entnehmen Sie bitte 50 bis 60 Zentimeter Zahnband oder -seide.[22] Wickeln Sie den größten Teil davon z. B. um den rechten Mittelfinger und nur einen kleineren Teil um den linken (wenn Sie Rechtshänder sind; Linkshänder machen es genau anders herum). So können Sie die Seide mit Daumen und Zeigefinger führen.

Im Mund stützen Sie sich mit den übrigen Fingern auf den Zähnen ab und gehen dann mit sägenden Bewegungen vorsichtig durch den Kontaktpunkt in den Bereich zwischen zwei Zähnen hinein. Dort angekommen, **ändert sich die Bewegungsrichtung**: Führen Sie die Zahnseide nun entlang der Zahnflächen nach oben und unten (siehe Abb. oben). Optimal ist es, dazu die Seide um die Zahnfläche, die man gerade säubert, zu straffen. Beginnen Sie mit dem hinteren Zahn. Die gespannte Zahnseide jetzt an seiner Oberfläche entlang ein paar Mal nach oben und unten führen. Sie können auf diese Weise mit der Zahnseide auch vorsichtig unter das Zahnfleisch gehen und diesen Bereich sanft, mit viel Gefühl säubern. Dieses Stück Zahnseide oder -band ist nun mit Millionen von Erregern belegt. Um im selben Zwischenraum die Oberfläche des vorderen Zahnes zu reinigen, wickeln Sie mit einem Finger ein frisches Stück Zahnseide vom rechten Mittelfinger ab. Danach ebenso viel der Zahnseide um den linken

Mittelfinger aufwickeln, bis die Seide wieder straff ist. Die gespannte Zahnseide ziehen Sie nun straff um die Fläche des vorderen Zahnes. Bewegen Sie sie nach oben bis zum Kontaktpunkt und nach unten ... und dabei auch mal sanft so weit wie möglich unter das Zahnfleisch.[23] Auch hier das Abwischen ein paar Mal wiederholen.

Bitte im Zwischenraum selbst – wenn Sie das Band oder die Seide durch den Kontaktpunkt der Zähne geführt haben – keine sägenden Bewegungen machen, denn das horizontale Hin-und-her-Ziehen der Seide kann zu Furchen, sprich irreversiblen Schädigungen des Zahnes führen.

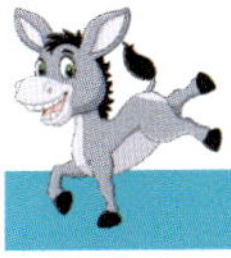

Probieren geht über Studieren!

Gehen Sie sägend durch den Kontaktpunktbereich (waagrechte Bewegungen). Im Interdentalbereich angekommen, ändern Sie die Bewegungsrichtung: Hier nun von oben nach unten die Zahnflächen sanft abwischen (senkrechte Bewegungen). Erzeugt die Zahnseide ein quietschendes Geräusch – so, als würden Sie Wasser aus Ihrem frisch gewaschenen Haar streichen –, ist dies ein Zeichen dafür, dass der Bereich nun sauber ist. Jetzt ziehen Sie die Zahnseide nach oben aus dem Zahnzwischenraum heraus. Ist der Kontaktpunkt sehr eng, können Sie die Zahnseide auf einer Seite loslassen, aus dem Zahnzwischenraum herausziehen und dann erneut um den Finger wickeln. Achten Sie dabei auf die Durchblutung Ihrer Fingerkuppen.[24]

Hilfsmittel zur Verwendung von Zahnseide

Die Einfädelhilfe

Eine ähnliche Einfädelhilfe, wie die, mit der Sie einen Faden ins Nadelöhr hineinziehen, gibt es für Zahnseide (siehe Abb. folgende Seite oben). Sie ist aus Plastik und erleichtert das Einführen der Seide in den Interdental-

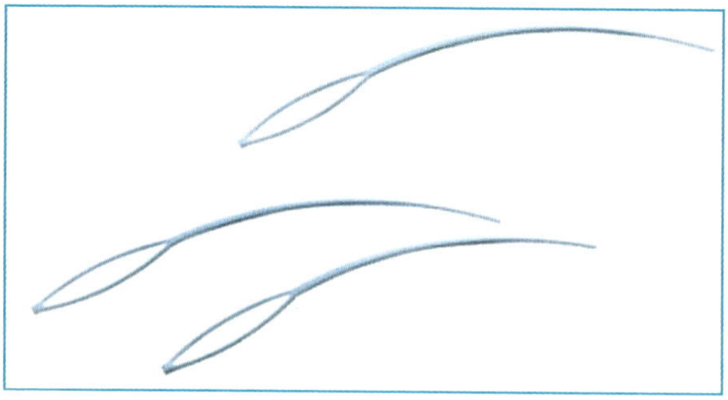

raum. Wenn die Kontaktpunkte der Zähne zu eng sind, ist sie ein sehr nützliches Hilfsmittel. Sie führen sie mit der spitzen Seite von der Wange her vorsichtig durch den Zahnzwischenraum, fädeln dann die Seide in die Öse ein und ziehen die Einfädelhilfe zur Zunge hin langsam durch den Zwischenraum hindurch. Nun liegt die Zahnseide im Interdentalraum. Sie können mit der Reinigung der hinteren und der vorderen Zahnflächen (siehe Seite 60 f.) beginnen.

Der Zahnseidehalter – mit und ohne Spender

Falls Sie mit loser Zahnseide nicht gut zurechtkommen, kann in einem Halter gespannte Zahnseide, die Sie so fertig kaufen können, eine Alternative sein (siehe Abb. unten links). Die Halter von *Kids Ocean Flosser* haben die Form lustiger Meerestiere. Es bleibt zu bedenken, dass Einmalartikel mit der Zeit viel Müll erzeugen.[25]

Die Zahnseide im Halter verwenden Sie ähnlich wie die lose Zahnseide (siehe Seite 58 ff.): Sie gehen mit sägenden Bewegungen langsam

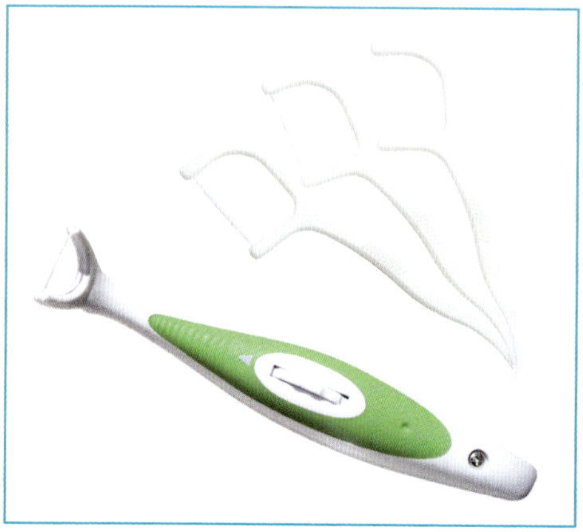

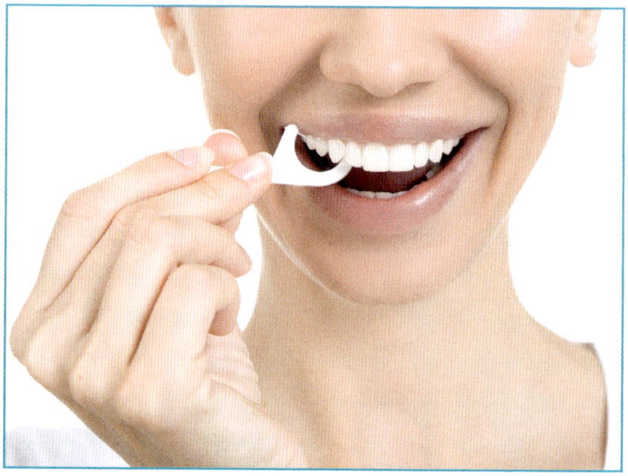

Zahnseidehalter - links mit Spender, rechts ohne Spender

zwischen den Zähnen hindurch in den Zahnzwischenraum hinein. Dort reinigen Sie zuerst die Fläche des hinteren Zahnes vom Zahnfleischsaum bis zum Kontaktpunkt der Zähne mit Auf-und-ab-Bewegungen. Daraufhin säubern Sie die Fläche des vorderen Zahnes auf die gleiche Weise. Nach jedem Zwischenraum wischen Sie die Zahnseide mit den Fingern unter fließendem heißem Wasser ab. Optimal ist es, ein frisches Stück zu nehmen, das geht, wenn Sie beispielsweise einen Halter mit Spender (siehe Abb. linke Seite, unten links) verwenden.

Superfloss – Die flauschige unter den Zahnseiden

Unter Brücken hat sich die Verwendung von flauschiger Zahnseide zur Reinigung bewährt. Manche Seiden sind auch in unterschiedliche Abschnitte unterteilt: Der erste Teil, das verstärkte Ende, erleichtert das Einführen der Seide in den Zahnzwischenraum. Mit dem zweiten, der eigentlichen Zahnseide, kann man enge Kontaktpunkte säubern. Der dritte ist der flauschige Teil; er ist hilfreich, um den Bereich unter Brücken sauber zu halten, außerdem ist er für größere Zwischenräume oder kieferorthopädische Apparaturen geeignet.[26] Es gibt auch Varianten, bei denen beide Enden verstärkt sind und der Mittelteil flauschig ist. Sie empfehlen sich, wenn man die Zahnseide an sich nicht braucht.

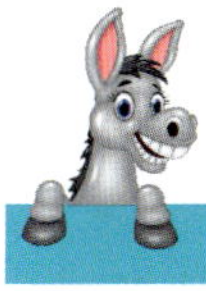

Vor- und Nachteile von Zahnseide und Zahnband

Die **Vorteile** bei der Verwendung von Zahnseide:

+ Bei Zähnen ohne Füllungen kann das Reißen von Zahnseide auf Karies zwischen den Zähnen hinweisen. Somit dient Zahnseide hier als ein Diagnostikum für Karies im Zahnzwischenraum.
+ Gut geeignet ist Zahnseide, wenn ein Speiserest am Kontaktpunkt zwischen den Zähnen hängen geblieben ist.

+ Bei eng oder verschachtelt stehenden Zähnen, wie dies oft im vorderen Zahnbereich der Fall ist, kann Zahnseide nützlich sein.
+ Mit Zahnseide können Sie auch den Bereich des Zahnes, der etwas unter dem Zahnfleisch liegt, sanft säubern. Hier haben Interdentalbürsten keine Chance.[27]

Die **Nachteile** bei der Verwendung von Zahnseide:

- Zahnseide reinigt vor allem dann nicht effektiv, wenn es sich um große Interdentalräume handelt.[28]
- Zahnseide säubert kleine Vertiefungen und Furchen in der Zahnoberfläche nicht.
- Da die Verwendung von Zahnseide – selbst für Profis – schwierig ist, kommt es häufig zu Verletzungen des Zahnfleisches, was zu Entzündungen, zu Geschwüren des Zahnfleisches und zu Zahnfleischspalten führen kann.
- Zudem kann die fehlerhafte Anwendung von Zahnseide (die sägende Bewegung im Zahnzwischenraum) Rillen in den Zähnen verursachen.[29]

Risiken bei der Verwendung von Zahnseide und Zahnband

Gerade wenn der Kontaktpunkt zwischen den Zähnen sehr eng ist, kann das Verwenden von Zahnseide zu Problemen führen. Mit zu wenig Kraft gelangt man nicht hindurch und mit zu viel Kraft ist die Verletzungsgefahr für das Zahnfleisch groß. Die Heilung kann dann mehrere Tage dauern.

Solche Verletzungen des Zahnfleisches können auch dazu führen, dass Mikroorganismen in den Blutkreislauf gelangen. Eine Blessur der Mundschleimhaut lässt sich nicht mit einem Pflaster oder einem Verband versorgen, wie es beispielsweise auf der Haut möglich ist, und sie ist einer Fülle von Mikroorganismen wie Viren, Bakterien, Pilzen und Parasiten ausgesetzt. Der Autor Bruce Fife beschreibt das in seinem Buch *Ölziehkur* sehr anschaulich: *„Um ein ähnliches Milieu zu erzielen,* *müssten Sie die Wunde auf Ihrem Arm schon mit einem dreckigen Lumpen umwickeln, den Sie vorher in Abwasser getaucht hätten. Dabei wäre das Risiko einer Infektion sehr hoch – ebenso wie bei einer Verletzung der Mundschleimhaut."*

Elektrische Interdentalreiniger

Wasserstrahl-Mundduschen

Die erste Munddusche wurde im Jahr 1962 auf den Markt gebracht.[30] Mundduschen gibt es von verschiedensten Firmen. Sie entfernen Belag in etwa so gut wie Zahnseide.[31] Ein Risiko besteht darin, dass *Plaque* mit dem Wasserstrahl in die Zahnfleischtaschen (die Bereiche zwischen Zahn und Zahnfleisch) befördert werden kann, was Entzündungen auslösen mag. Mögliche Folgen sind: Abbau des Zahnhalteapparats bis hin zu Zahnverlust. Außerdem breiten sich Mikroorganismen gern und schnell in den Schläuchen der Munddusche aus, was ein erhöhtes Infektionsrisiko mit sich bringt.[32]

Die Luftdruck-Munddusche

Der Interdentalreiniger *Philips Sonicare AirFlossPro™* zeigte ähnliche Werte bei der Zahnbelagskontrolle und bei der Reduzierung von Zahnfleischentzündungen wie Zahnseide.[33] Da Zahnseide – wie oben dargestellt – nur unzureichend reinigt, sollte der Einsatz dieses Produkts wohlüberlegt sein. Abgesehen vom Anschaffungspreis sehe ich auch ein Risiko für die Mundgesundheit. Wird der Luftdruck im falschen Winkel angesetzt, könnte auch hier schädlicher Belag entlang des Zahnes unter das Zahnfleisch gedrückt werden.

Interdentalreiniger mit rotierenden Reinigungsfasern (Filamenten)

Bei diesen Geräten vibrieren rotierende Filamente im Zahnzwischenraum etwa 100-mal pro Sekunde. Die Fasern können den Bereich unterhalb des Kontaktpunktes der Zähne effektiv pflegen, verbiegen sich aber häufig und passen nicht immer in enge Zahnzwischenräume. Sie können jedoch sowohl in der Kranken- und Altenpflege als auch für Menschen, die größere Zwischenräume haben, hilfreich sein.[34]

Reinigen mit Wasserstrahl und pulsierender Reinigungsfaser

Die Firma *JETPIK®* hat ein Gerät entwickelt, das eine Munddusche mit pulsierender Reinigungsfaser (Filament; einer Art Zahnseide) vereint. Diese „Zahnseide" folgt dem pulsierenden Wasserstrahl und gelangt so nach Angaben der Firma in jeden Spalt. Eine Untersuchung, die die Firma selbst in Auftrag gegeben hat, zeigte im Vergleich von der Munddusche der Firma *Waterpik®* mit dem Gerät von *JETPIK®*, dass es *keine* Reduktion von Zahnbelag und Biofilm gibt, wenn „nur" Wasser- oder Luftdruck eingesetzt wird – wie bei einer Munddusche. Mit der Verwendung von Reinigungsfasern, die von Wasser umspült werden, war das Gerät von *JETPIK®* doppelt so effizient in der Entfernung von *Plaque* und Biofilm wie die Munddusche. Innerhalb von 17 Sekunden konnten mit dem Gerät von *JETPIK®* 90 Prozent des Belags in einem Zahnzwischenraum entfernt werden.[35] Bei einem vollständigen Gebiss mit 32 Zähnen inklusive Weisheitszähnen ergibt sich mit dem immer wieder neu zwischen den unterschiedlichen Zähnen zu positionierendem Gerät allerdings ein Zeitaufwand von etwa 600 Sekunden oder 10 Minuten.

Wie lang Sie persönlich brauchen, das testen Sie am besten, indem Sie Ihre Zähne anfärben (siehe Seite 189 ff.). Wenn Sie noch nie Interdentalpflege praktiziert haben, wird es wahrscheinlich wesentlich länger dauern, als wenn Sie den Bereich zwischen Ihren Zähnen täglich säubern.

Schwingende Interdentalbürsten

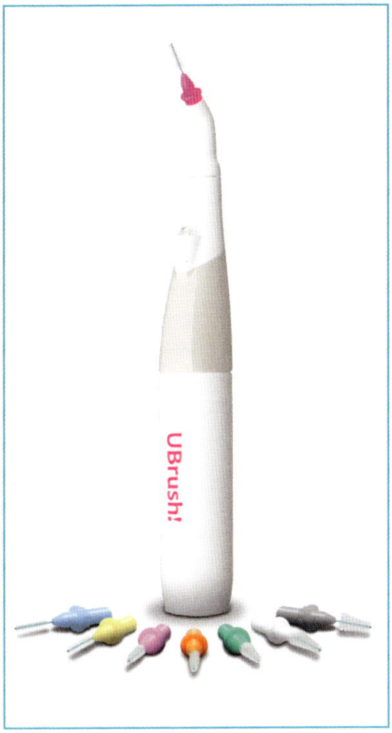

Die *UBrush!* ist ein weiteres elektrisches Gerät für die Zahnzwischenraumpflege. Die niederländische Dentalhygienikerin Malou de Kok hat sie entwickelt.

Die *UBrush!* ist etwa so lang wie eine Zahnbürste. Vorteilhaft ist ein LED-Lämpchen, das Licht ins Dunkel Ihres Mundes bringt und so das Einbringen der Bürsten in den Interdentalbereich erleichtert. Es gibt sieben Interdentalbürstenköpfe in verschiedenen Größen – sechs von 0,5 bis 1,0 Millimetern Durchmesser und eine Bürste von 1,2 Millimetern (siehe Abb. rechts). Die Bürsten haben einen sehr stabilen und trotzdem flexiblen Draht. Sie sind recht lang haltbar. Im Zwischenraum schwingt die *UBrush!* etwa 10 000-mal in der Minute. Das entspricht 167 Schwingungen in der Sekunde.[36]

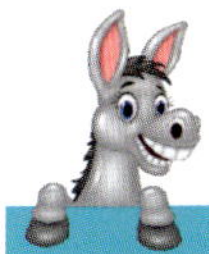

Vor- und Nachteile der *UBrush!*

Die **Vorteile** bei der Verwendung der *UBrush!*:

+ Eine gute Sicht durch LED-Leuchte und den schmalen Kopf
+ Im Starterkit sind alle Größen enthalten, sodass Sie ausprobieren können, welche für Sie passen. Die einzelnen Größen sind in einem Päckchen zu je 8 Stück erhältlich.
+ Die Vibration bringt die Bürste leicht in den Zwischenraum und reinigt diesen effektiv.

Die **Nachteile** bei der Verwendung der *UBrush!*:

- Im Vergleich zu nicht elektrischen Interdentalreinigern relativ hohe Anschaffungskosten und eine kurze Gewährleistungszeit von einem halben Jahr.
- Nach der Reinigung jedes Zahnzwischenraumes sollte die Bürste unter fließendem heißem Wasser mit den Fingern gesäubert werden. Das erfordert ein wenig Zeit.
- Der Abstand zur Bürste ist durch das Gerät länger, vergleichbar etwa mit dem bei Interdentalbürsten in einem Halter, der so lang ist wie eine Zahnbürste.

Die richtige Interdentalpflege – Eine Zusammenfassung

Egal, welches Hilfsmittel Sie zur Zahnzwischenraumpflege verwenden, es kann zu Verletzungen der Mundschleimhaut kommen. Wofür auch immer Sie sich entscheiden – sei es Zahnseide oder Zahnband, Zahnstocher, Interdentalbürsten oder eine elektrische Variante –, stets gilt: Erlernen Sie die Technik und wenden Sie sie **vorsichtig und achtsam** an.

Entscheidend wichtig ist, dass Sie die Zahnzwischenräume möglichst einfach und effektiv reinigen. Das Mittel der Wahl dazu ist die **Interdentalbürste**. Allerdings kommt es dabei auf die richtige Bürstengröße an. Hinweise darüber liefern auch Röntgenbilder. Fragen Sie hierzu Ihren Zahnarzt oder die Fachkraft, die bei Ihnen die professionelle Zahnreinigung durchführt.

Stehen Ihre Zähne (an einer Stelle) sehr eng zusammen – auch unterhalb des Kontaktpunktes –, dann kommen Sie möglicherweise selbst mit der kleinsten Interdentalbürste nicht in den Zahnzwischenraum hinein. In diesem Fall können Sie es mit Zahnseide versuchen. In Lehrbüchern gilt Zahnseide als das Mittel der Wahl, wenn das Zahnfleisch den Interdentalraum ausfüllt.

Von den **elektrischen Interdentalreinigern** ist das Gerät von *JETPIK*® mit Wasserstrahl und pulsierender Reinigungsfaser (eine Art Zahnseide) am überzeugendsten. (Ein Vergleich aus dem Alltag: Bei der Autowäsche wird mit einem Dampfstrahler der grobe Dreck entfernt. Um den Wagen wirklich sauber zu bekommen, braucht es Lappen.)

Zudem kann man neben stillem Wasser auch Tees und andere Lösungen mit heilender Wirkung, wie ich sie in meinem Buch *Heilende Mundspülungen** beschreibe, mit dem Gerät verwenden und so gezielt entzündete Schleimhautbereiche behandeln.

Untersuchungen, die *UBrush!*® und das Gerät von *JETPIK*® mit anderen Produkten vergleichen, liegen meines Wissens derzeit noch nicht vor. Sie könnten für die Zukunft mehr Klarheit bringen.

* Dr. med. dent. Nicole Wagner: *Heilende Mundspülungen*. Hans-Nietsch-Verlag, Roßdorf 2019

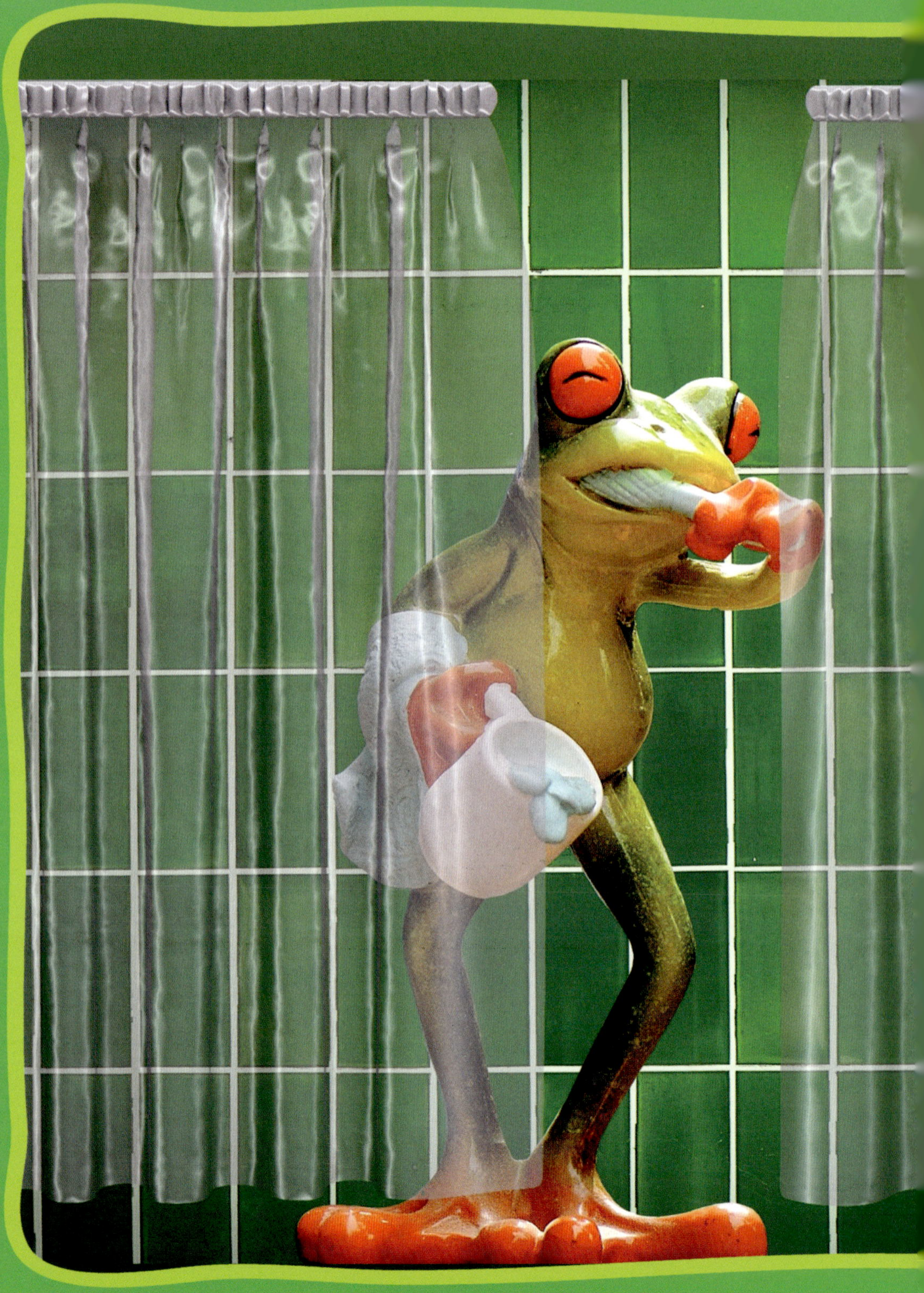

Zahnbürsten – Wichtige „Arbeitsgeräte“ in der Zahnpflege

„Zähne mit der Zahnbürste zu putzen, das lernt man doch schon im Kindergarten“, mögen die meisten vielleicht denken. Doch diese „Kindergarten-Technik“ ist nicht unbedingt über die Jahre für eine optimale Mundhygiene geeignet. Hier lernen Sie unterschiedliche Putztechniken kennen und erhalten Informationen zu verschiedenen Modellen von Handzahnbürsten sowie elektrischen Zahnbürsten. Außerdem erfahren Sie, wie Sie Bürsten lagern sollten, wann ein Auswechseln angesagt ist und vieles mehr.

Zahnbürsten – Wichtige „Arbeitsgeräte“ in der Zahnpflege

Kauhölzchen und -stäbchen – Die Urzahnbürsten

Bereits 3500 v. Chr. verwendeten die Babylonier* Kauhölzchen. Sie waren die Vorläufer unserer Zahnbürste. Der Islam empfiehlt diese Stäbchen bis heute. Mohammed (um 570–632) soll das Zahnputzholz, das auf Arabisch *Miswak*, genannt wird, folgendermaßen gerühmt haben: *„Es dient der Reinigung des Mundes. Es macht die Zähne weiß, klärt den Verstand, erfrischt den Atem, trocknet Schleim, stärkt das Zahnfleisch um den Zahn herum, klärt den Blick, schärft die Kraft der Vision, fördert den Appetit und öffnet den Darm."* Somit diente *Miswak* sowohl spirituellen Zwecken als auch der Mundhygiene. Diese Mutter der Zahnbürsten nutzte man entweder allein oder mit Rosenextrakt oder Zahnpuder.[1]

Die jahrtausendealte ayurvedische Lehre** hat bereits 200 v. Chr. beschrieben, dass Kauhölzchen vor Zahnfäule schützen und auch sonst die Gesundheit fördern. Dazu nimmt man von einem gesunden Baum einen etwa 23 Zentimeter langen, weichen Ast, der ohne Blätter und Knoten ist und etwa die Dicke des kleinen Fingers hat.[2] Von diesem Holz schneidet man ein Stück ab, kaut auf einem Ende so lange herum, bis eine Art Bürste entsteht, oder man isst es langsam auf. Dies soll man sowohl morgens als auch nach jedem Essen tun. Zu den Pflanzen, aus denen diese Zahnbürstenhölzchen gewonnen werden, gehören im Ayurveda: der Niem- und der Zahnbürstenbaum.

* Die Babylonier lebten am Unterlauf der Flüsse Euphrat und Tigris, zwischen der heutigen irakischen Stadt Bagdad und dem Persischen Golf.

** Traditionelle indische Heilkunst, die bis heute in Indien, Nepal und Sri Lanka praktiziert wird

Der Zahnbürstenbaum

Als *Miswak* (auch *Miswaak, Siwak, Sewak*) wird ein Zweig oder ein Wurzelstück bezeichnet, das vom *Salvadora persica*-Baum (Synonyme: *Arak*- oder *Peelu*-Baum) stammt. Er wächst in den Wüsten Arabiens, Ostafrikas und Vorderasiens. Der hohe Gehalt an *Silica* (Kieselsäure) und andere zahnpflegende Inhaltsstoffe sind für die Entfernung von Zahnbelag verantwortlich.[3] Zwar stehen *Miswak*-Fasern im Verdacht, die härteste Substanz des Körpers, den Zahnschmelz, zu reduzieren, doch zeigte eine Studie, dass eine handelsübliche *Aquafresh*-Zahnbürste im Vergleich zu *Miswak* mehr von der Zahnhartsubstanz entfernen kann.[4] Jedoch konnte bei *Miswak*-Benutzern im Vergleich zu Benutzern von Zahnbürsten vermehrt Rezessionen, d. h. ein Rückgang von Zahnfleisch, beobachtet werden. Möglicherweise liegt das an einer falschen Handhabung[5] und am Fluorid-Gehalt. (Mehr zum Thema erfahren Sie in meinem Buch *Raus aus der Fluorid-Falle!* sowie auf Seite 119 ff.) Eine Untersuchung aus dem Jahr 2003 verglich herkömmliches Zähneputzen mit der Verwendung von *Miswak*. Die Benutzer, die vorher ausführlich über den Gebrauch instruiert wurden, favorisierten das Zahnputzholz eindeutig.[6]

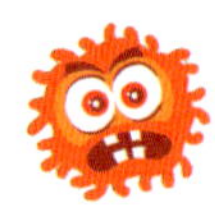
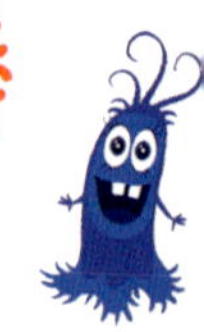

Miswak reinigt nicht nur, es wirkt zudem gegen Erreger, die mit Karies im Zusammenhang gebracht werden (gegen den Haupterreger *Streptococcus mutans* und *Laktobazillen* [Milchsäurebakterien]).[7]

Darüber hinaus wird *Miswak* traditionell zur Behandlung von Epilepsie, Husten, Rheumatismus und Skorbut verwendet. Studien berichten, dass Extrakte aus *Salvadora persica* beispielsweise eine signifikante Wirkung gegen Bakterien, Pilze und *Plasmodien* (*Malaria*-Erreger) haben.[8]

Der Niembaum

Vom Niem- oder Neembaum (*Azadiraxhta indica*) stammt eines der bekanntesten Kaustäbchen.[9] Es wird in Indien verwendet. Nach manchen Quellen soll das Kauen auf diesen Zweigen die Abnutzung der Zahn-

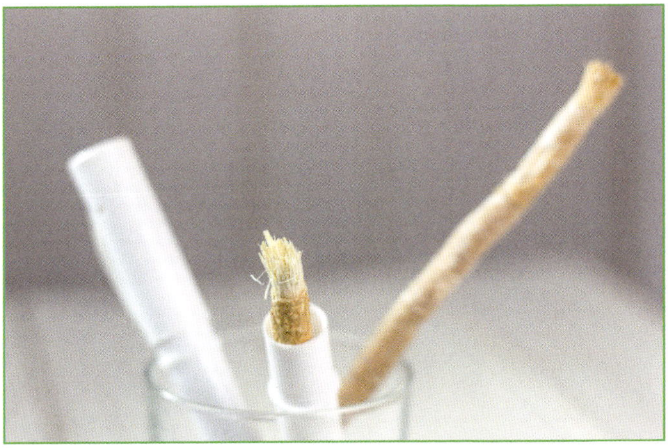

hartsubstanz beschleunigen. (Der Fachbegriff dafür lautet *Attrition*.) Es erhöht die Speichelproduktion und hilft Beläge zu reduzieren.

Forscher testeten die Effizienz des Neem-Extrakts gegen *Plaque* und zeigten, dass dieser kommerziellen Zahnpasten überlegen war.[10] Eine Untersuchung an über 2000 Kindern zwischen 1 bis 14 Jahren ergab, dass Kinder, die Neem verwendeten, weniger Karies aufwiesen.[11]

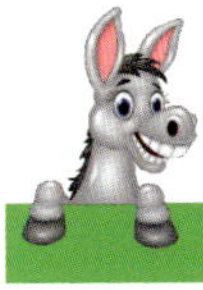

Vor- & Nachteile von Kauhölzchen und -stäbchen

Die **Vorteile** bei der Verwendung von Zahnputzholz sind die folgenden:

+ Der Speichelfluss wird angeregt.
+ Die Bildung von Plaque wird reduziert.
+ Manche Hölzer haben antimikrobielle Effekte.[12]
+ Zahnputzholz kann auch gegen Karieserreger wirken.[13]

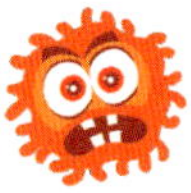

Zu den **Nachteilen** bei der Verwendung von Zahnputzholz zählen:

- Es erhöht die Abnutzung der Zahnhartsubstanz.
- Es wurde verstärkt Zahnfleischrückgang (*Rezessionen*) beschrieben.
- Die Hölzchen enthalten Fluoride.
- Kauhölzchen sollten frisch sein. Wer nicht in Ländern lebt, wo diese natürlich wachsen, wird es schwer haben, an entsprechendes Material zu gelangen.

Probieren geht über Studieren!

In unseren Regionen wachsen weder der Niem- noch der Zahnbürstenbaum wild und so können Sie nicht einfach auf frische Zweige zurückgreifen. Kerne zu kauen ist hier eine Alternative. Besonders gut geeignet sind Sonnenblumen-, Kürbiskerne, Koriandersaat und Kümmelsamen, die zudem Zahnschmerzen und Blähungen lindern sowie die Verdauung anregen.

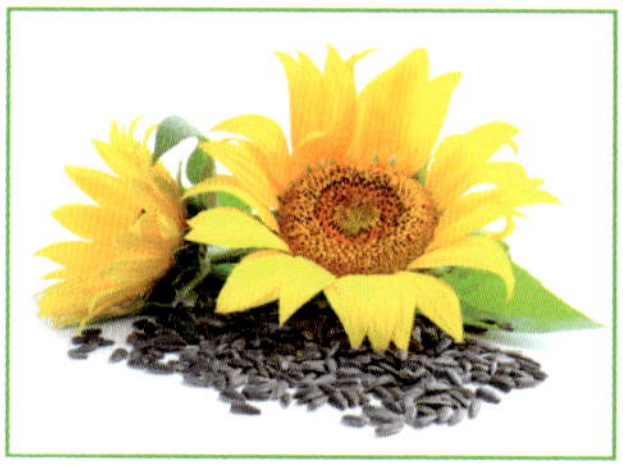

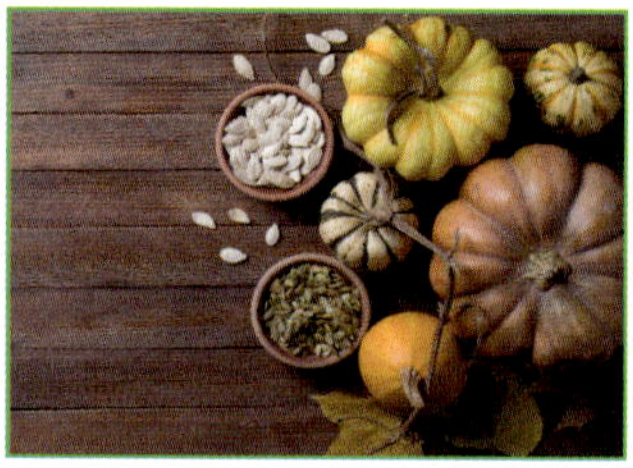

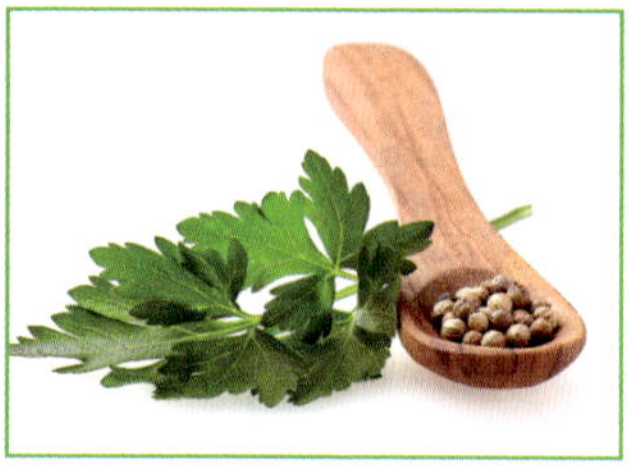

Grundlegendes zur Zahnbürste und ihrer Verwendung

Info

Wie die heutige Zahnbürste entstand

Um 1600 tauchte in China die erste Zahnbürste mit Zahnborsten auf. „Wiederentdeckt" wurde sie im späten 18. und frühen 19. Jahrhundert.[14] Das erste Patent für eine Zahnbürste bekam H. N. Wadworth (1819–1896) im Jahr 1857 in den USA. Er wies nach, dass sich der Zahnbelag durch regelmäßiges Zähneputzen reduziert.[15] Die Massenproduktion der Bürsten startete in Amerika Ende des 19. Jahrhunderts und machte die Zahnbürste erschwinglich.[16] Das heute übliche Design geht auf Dr. Robert Hutson (1920–2001), den kalifornischen Parodontologen (Zahnarzt, der sich auf die Erkrankungen des Zahnhalteapparates spezialisiert hat) und Gründer der Firma *Oral-B®*, zurück. Er entwickelte Anfang der 1950er-Jahre Zahnbürsten, deren abgerundete Borsten aus Nylon bestehen und als Büschel eng nebeneinanderstehen (*multi-tufted*).[17]

Frederick Wilhelm, ein schwedischer Uhrmacher, erhielt im Jahr 1855 das erste Patent für eine elektrische Zahnbürste.[18] Auf den Markt kamen die elektrischen Bürsten in den 1960er-Jahren.[19] Ihr Kopf bewegte sich anfangs nur nach vorn und zurück. Später folgten rotierende Bürsten.[20]

Die richtige Bürste kaufen

Naturborsten oder Kunstborsten – Was ist die richtige Wahl?

In den natürlichen Markkanälen von **Naturborsten** können sich Erreger besser ansiedeln und vermehren. Zudem sind ihre Enden scharfkantig, sodass man sich verletzen kann. **Kunststoffborsten** sind hygienisch gesehen besser, denn sie haben keine Markkanäle. Zudem sind ihre Enden abgerundet. Mikroorganismen und Speisebrei können sich auf ihnen schlechter festsetzen. Heute nutzt man zur Herstellung der Borsten meist Polyamide (Nylon), die kein Wasser aufnehmen und ohne Poren hergestellt werden.[21]

Die passende Härte der Borsten

Es gibt weiche, mittelharte und harte Zahnbürsten. Studien zeigen, dass weiche Bürsten mehr von der Zahnhartsubstanz entfernen als härtere Borsten.[22] Es ist aber wohl nicht die weiche Zahnbürste allein, sondern die Kombination mit Zahnpasta, die das Problem verursacht. Die Untersuchungen, die ich dazu gefunden habe, wurden alle mit fluoridierter Zahncreme durchgeführt, niemals ohne. Man vermutet, dass Zahnpasta sich länger mit weichen Borsten, verbindet und dadurch länger die Zahnoberfläche „schmirgelt".

Zu **harte** Borsten können zu Verletzungen des Zahnfleischs führen.[23] Diese sollten daher nur bei robustem Zahnfleisch und gesundem Zahnhalsbereich eingesetzt werden. Eine **weichere** Zahnbürste zu verwenden empfiehlt sich,

- wenn sich das Zahnfleisch bereits zurückgezogen hat;
- der Zahnfleischsaum verletzlicher, zarter entwickelt ist;
- Zahnhälse bereits frei liegen oder
- Defekte im Zahnhalsbereich vorliegen.[24]

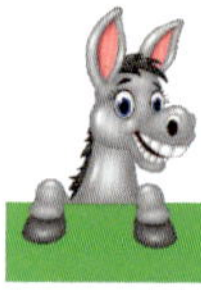

Fazit

Verwenden Sie weiche bis mittelharte Zahnbürsten, dann sind Sie auf der sicheren Seite.

Die richtige Größe des Bürstenkopfes

Kurze Köpfe haben sich bewährt,[25] da sie einfacher zu handhaben sind und man besser mit ihnen in schwieriger zu erreichende Bereiche gelangt, z. B. zu den hinteren Backenzähnen oder auch – zumindest teilweise – in die Zahnzwischenräume.

Bei **größeren Köpfen** besteht eher die Gefahr, dass das Zähneputzen als unangenehm empfunden wird und/oder sogar einen Würgereflex auslöst. Die Folge kann sein, dass manche Bereiche bewusst oder unbewusst weniger gründlich gereinigt werden. Menschen, die zu Würgereiz neigen, kommen möglicherweise mit dem kleineren Kopf einer Kinderzahnbürste besser zurecht.[26]

Anderseits kann man mit einem größeren Kopf Zeit sparen. Gerade Menschen, deren Mundraum groß ist, bevorzugen möglicherweise größere Zahnbürstenköpfe, da sie beim Putzen schneller vorankommen.[27]

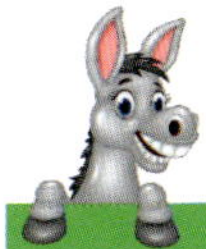

Fazit

Empfehlenswert ist eine Zahnbürste mit einem Bürstenkopf, der 2 bis 3 Zentimeter lang ist und 3 bis 4 Borstenreihen in der Breite hat.[28] Der Bürstengriff sollte gut in der Hand liegen,[29] daher ist er bei Kindern oft dicker und ergonomisch geformt.

Die Zahnbürste richtig verwenden

Der passende Druck beim Zähneputzen …

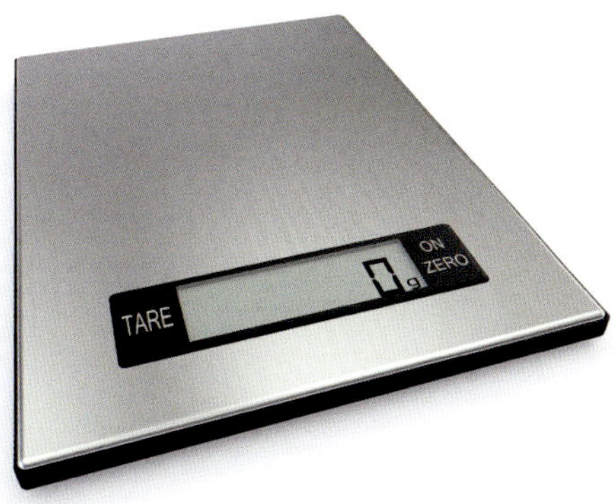

Frischer Zahnbelag ist recht weich, lässt sich also mit wenig Druck entfernen. Untersuchungen zeigten, dass der durchschnittliche Bürstendruck, den Menschen mit einer manuellen Bürste ausüben, bei etwa 1,6 (+/- 0,3) Newton liegt.[30] Mit einer Küchenwaage können Sie testen, wie viel das etwa ist: Drücken Sie so fest auf die Waage, dass sie 100 bis 150 Gramm anzeigt. Das entspricht einer Krafteinwirkung von etwa 1 bis 1,5 Newton.[31]

Generell sollte mit der Zahnbürste natürlich so stark aufgedrückt werden, dass sie den Zahnbelag effektiv beseitigt. Dabei gilt: so viel wie nötig, so wenig wie möglich. Üben Sie zu wenig Kraft aus, beseitigen Sie die schädlichen Ablagerungen nicht; mit zu viel Kraft kann es sein, dass sich Ihr Zahnfleisch zurückzieht[32] und der Zahnzement der Wurzeln frei geschrubbt wird. Er ist wesentlich weicher als der Zahnschmelz und wird schneller abgenutzt (siehe Seite 20). Je höher der Druck und je aggressiver die Zahncreme, desto schneller geht der Verlust von Zahnfleisch vonstatten.[33]

Damit Sie den für Sie richtigen Druck ermitteln können, färben Sie Ihre Zähne an und beobachten Sie, wie viel Kraft nötig ist, damit die Verfärbungen verschwinden. Verwenden Sie bei diesem Experiment bitte keine Zahncreme. Das ermöglicht Ihnen eine bessere Kontrolle. (Eine genaue Anleitung dafür finden Sie auf Seite 189 ff.) Ist der Belag bereits mineralisiert, d. h. zu Zahnstein geworden, können Sie ihn kaum noch selbst beseitigen. Dann brauchen Sie einen Fachmann für eine professionelle Zahnreinigung.

Überempfindliche, schmerzende Zähne: Die Nerven liegen blank

Kommt es an einer Stelle zu einem Rückzug des Zahnfleisches und zu einem Verlust an Zahnhartsubstanz, ergeben sich recht häufig „keilförmige Defekte". Diese heißen so, weil sie aussehen, als fehle ein Keil im Zahnhalsbereich. Die Folge können überempfindliche und sogar schmerzende Zähne sein. Ursächlich dafür ist, dass der schützende Schmelzmantel fehlt und der Zahnnerv verstärkt äußeren Reizen ausgesetzt ist. Man kann den Zahn mit einem Baum vergleichen. Der Stamm entspricht dem Hauptnerv und die Äste und Zweige stehen für seine Ausläufer. Durch einen Defekt der äußeren Hülle sind Hauptnerv und Nervenkanäle stärker äußeren Reizen ausgesetzt.

Wenn die Kanten der keilförmigen Defekte abgerundet sind, deutet dies auf Fehler in der Zahnpflege hin. Das könnten beispielsweise folgende sein:

- Die Zähne wurden direkt nach der Aufnahme von säurehaltigem oder zuckerreichem Essen oder Trinken geputzt.[34]
- Es wurde eine zu aggressive Zahncreme verwendet.
- Beim Zähneputzen wurde zu viel Druck mit der Zahnbürste ausgeübt.

Sind die Kanten im Zahnhalsbereich eher scharf, liegt die Ursache im Knirschen und Pressen der Zähne. Natürlich gibt es auch Mischformen.

… und die Zahnputzzeit

Generell gilt: Je länger geputzt wird, desto besser wird der Belag entfernt. Das ist wissenschaftlich erwiesen.[35] Auf Basis einer Untersuchung mit Handzahnbürsten wurden 5,1 Minuten empfohlen. Dabei wiesen selbst nach dieser Zeit noch 12,1 Prozent der Zahnoberflächen Belag auf.[36]

Nach einer anderen Studie von van der Weijden und Kollegen allerdings sollen 2 Minuten Zähneputzen ausreichen.[37] Vielleicht stammt daher der häufig gegebene Rat: 2-mal täglich 2 Minuten Zähne putzen.[38] In einem Buch für zahnmedizinische Prophylaxe aus dem Jahr 2017 weisen Zahnärzte auf eigene, nicht offiziell publizierte Untersuchungen hin, die zeigen, dass ein 2-minütiges Zähneputzen mit elektrischen Zahnbürsten eine Reduktion des Belags von nur 17 bis 25 Prozent bewirkte.[39] Anders ausgedrückt: 75 bis 83 Prozent der Zahnoberflächen waren noch mit gefährlicher Plaque belegt.

Eine andere Studie dokumentiert, welche Folgen solch pauschale Empfehlungen haben: Obgleich die Mehrheit der Befragten angab, mindestens 2-mal täglich die Zähne zu pflegen, brauchten über 90 Prozent der Westeuropäer restaurative Maßnahmen (Füllungen, Inlays, Kronen, Implantate bis hin zu herausnehmbarem Zahnersatz) und über 50 Prozent wiesen *Parodontitis* auf.[40]

Eine Ursache dafür ist vermutlich, dass die Zeit falsch eingeschätzt wird. Sprich, man *glaubt*, 2 Minuten die Zähne zu putzen, tatsächlich sind es aber nur einige wenige Sekunden. Zur Überprüfung empfiehlt sich eine Stoppuhr. Da die meisten Handys heute einen Timer haben, können Sie einfach darauf zurückgreifen. Viele elektrische Zahnbürsten haben zudem einen integrierten Timer.[41]

Meiner Meinung nach lässt sich nicht allgemeingültig sagen, wie lange *man* die Zähne säubern sollte. Das kann nur jeder für sich selbst entscheiden. Wer 32 Zähne hat, die vielleicht auch noch verschachtelt stehen, braucht offensichtlich länger als jemand, der nur noch einen Zahn im Mund hat. Zudem hängt die Mundpflege von der Geschicklichkeit, der Tagesform und vielem mehr ab. Entscheidend sollte sein, dass alle Flächen optimal gereinigt werden.

Info

Ermitteln Sie Ihre individuell passende Putzzeit!

Es gibt eine Möglichkeit, um zu ermitteln, wie lang Sie Ihre Zähne putzen sollten: Färben Sie Ihre Plaque an. (Wie Sie das machen, erfahren Sie auf Seite 189 ff.) Messen Sie anschließend mit der Stoppuhr, wie viel Zeit Sie brauchen, um die Verfärbungen in Ihrem Mund bestmöglich zu beseitigen.[42] So erfahren Sie auch, wie lang Sie an einer Stelle putzen müssen, bis diese wirklich sauber ist. Erst dann kommt der nächste Bereich dran.

Wer jedoch zu viel putzt, erhöht das Risiko von Zahnfleisch- und Zahnverlust. Es gilt auch hier: Eine Stärke wird zur Schwäche, wenn sie übertrieben wird.

Haben Sie Ihre persönliche Zahnputzzeit einmal ermittelt, können Sie fortan beim Zähneputzen einen Timer laufen lassen. Das hilft Ihnen dabei, Ihre individuelle Zeit einzuhalten und sich nicht selbst zu beschummeln.

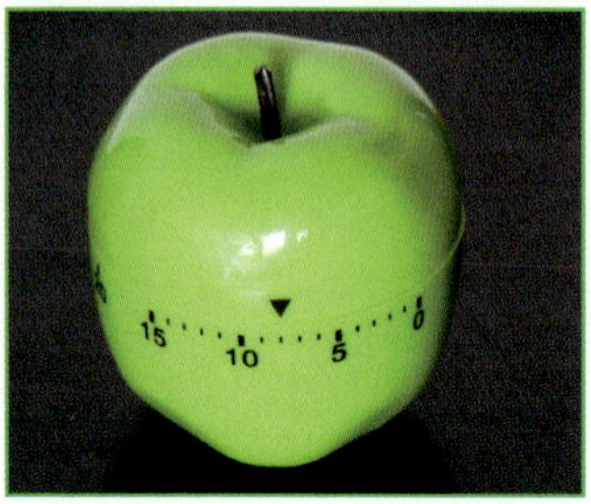

Die richtige Zahnputztechnik

In Studien war keine Putztechnik einer anderen überlegen. Die Bass-Technik und ihre modifizierte Form sind die bevorzugten Techniken.[43] Eine genauere Beschreibung ist unter „Handzahnbürsten" (dort Seite 84 ff.) zu finden. Viele elektrische Zahnbürsten nutzen ähnliche Bewegungen.

Fazit

Nicht die Technik ist entscheidend, sondern das Resultat:[44] **Die Beläge sind effektiv beseitigt.** Um dieses Ziel zu erreichen, sind möglicherweise mehrere unterschiedliche Vorgehensweisen erforderlich. Dabei ist es wichtig, zu wissen, welche Bereiche besonders von Belag betroffen sind: Durch das Kauen wird der Speisebrei zwischen die Zähne (siehe Seite 42 ff.) und an den Übergang vom Zahnfleisch zum Zahn gedrückt. Hier können dann Entzündungen entstehen. Diese Bereiche sollten also nach der Mundpflege wirklich sauber sein.

Info

Elektrische Zahnbürste oder Handzahnbürste: Welche reinigt effektiver?
Die beste Zahnbürste ist die, die Sie persönlich gern und effektiv einsetzen. Studien bestätigen hier, dass weniger die Art der verwendeten Zahnbürste entscheidend ist,[45] sondern vielmehr der richtige Gebrauch. Manuelle wie elektrische Zahnbürsten sind geeignet, um Belag zu entfernen. Voraussetzung ist ein korrekter Umgang mit der Bürste.[46]

In den letzten Jahren haben technische Fortschritte die Funktionalität der elektrischen Zahnbürsten verbessert, wie Studien nahelegen. Eine Metaanalyse* aus dem Jahr 2014, die sich auf 51 Untersuchungen mit insgesamt 4624 Teilnehmern bezog, zeigte, dass elektrische Zahnbürsten effektiver in der Reduzierung von Plaque und Zahnfleischentzündungen

* Hier werden die Ergebnisse verschiedener Studien über einen gewissen Zeitraum gesammelt und nach ausgewählten Gesichtspunkten ausgewertet.

sind als manuelle. Inwieweit dies klinisch relevant ist, bleibt jedoch – nach Aussage der Forscher – unklar. Die Qualität der Studien war moderat.[47]

Ein weiteres Argument für die Verwendung elektrischer Zahnbürsten soll eine Zeitersparnis sein. Ob elektrische Zahnbürsten tatsächlich einen zeitlichen Vorteil bringen,[48] das ist in meinen Augen fraglich: Hier kommt es darauf an, mit welcher Art Handzahnbürste die elektrische Zahnbürste verglichen wird. Ich persönlich benutze eine Dreikopfzahnbürste, mit der ich stets zwei bis drei Zahnflächen auf einmal reinige. Die meisten elektrischen Zahnbürsten können da zeitlich nicht mithalten.

Wer sensibel auf Elektrosmog reagiert, kann und will möglicherweise keine elektrische Zahnbürste verwenden. Hingegen mag ein Technikbegeisterter, der eine hochmoderne elektrische Zahnbürste besitzt, dadurch regelrecht Spaß an der Mundpflege haben. Gerade bei Kindern und älteren Erwachsenen steigern elektrische Zahnbürsten oftmals die Motivation zur Zahnpflege.[49] Nachteilig sind die hohen Anschaffungskosten. Auch die Ersatzzahnbürsten sind meist deutlich teurer als eine neue Handzahnbürste.[50]

Fazit

Zahnpflege ist etwas sehr Individuelles. Was für den einen passt, muss für jemand anderen nicht funktionieren. Probieren Sie verschiedene Zahnbürsten und Zahnputztechniken aus und entscheiden Sie sich für das, was Ihnen am meisten liegt.

Handzahnbürsten

Um Zahnzwischenräume, Kauflächen und die Übergänge von Zähnen zum Zahnfleisch effektiv zu reinigen, haben Hersteller unterschiedliche Designs für die Zahnbürstenköpfe und die Borsten entwickelt. Beispiele sind:

- X-förmig angeordnete oder verlängerte Borstenbüschel sollen Nischen besser erreichen.
- Abgewinkelte Borstenbüschel zeigen eine etwas bessere Reinigungswirkung als flache Borstenfelder.[51]
- Gummielemente sollen den Zahnfleischsaum massieren und stimulieren.[52]
- Die sehr fein auslaufenden Borstenenden sollen die Reinigung verbessern und dabei das Gewebe schonen.[53]

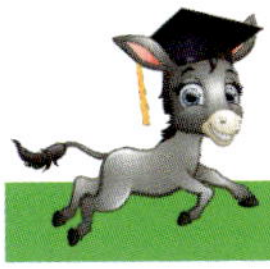

Wissenschaftliche Fakten

Aus Forschungsarbeiten ist bekannt, dass das Design der Handzahnbürsten auf die Effektivität bei der Plaqueentfernung einen relativ unbedeutenden Einfluss hat.[54]

Die Zahnputztechniken für Handbürsten

Mit kreisenden Bewegungen putzen – Die Fones-Technik

Die Technik nach Fones (1934) haben viele Menschen bereits im Kindergarten gelernt und danach ihr Leben lang beibehalten: Sie putzen ihre Zähne mit kreisenden Bewegungen. Mit dieser Technik findet jedoch kaum eine Reinigung zwischen den Zähnen und am Übergang vom Zahn zum Zahnfleisch statt.[55] Meines Erfahrung wird mit dieser Methode der Belag sogar verstärkt in schwierig zu erreichende Bereiche hineingeschoben. Ein Vergleich verdeutlicht das: Wenn man im Garten oder auf der Veranda Steine verlegt und die Zwischenräume auffüllen will, dann gibt man den Sand dafür zunächst auf die frisch verlegten Steine, nimmt dann einen Besen, und führt damit kreisende Bewegungen aus, um den Sand in die Fugen zu fegen. Das mag auch für die Zähne und den Zahnbelag so gelten.

Fazit

Die Fones-Technik – die Zahnputzmethode mit kreisenden Bewegungen – ist als Einstieg für Kleinkinder geeignet. So gewöhnen sie sich an die Routine des Zähneputzens. Werden die Kinder älter, nehmen auch ihre motorischen Fähigkeiten zu und sie können problemlos eine effektivere Technik anwenden.

Horizontales Schrubben

Manche Fachleute empfehlen gerade kleineren Kindern, die Zähne 3 Minuten lang mit dieser horizontalen Schrubbtechnik zu putzen.[56] Und so ist diese Methode weitverbreitet.[57] Bitte achten Sie darauf, dass Sie die Bewegungen nach vorn und hinten möglichst klein ausführen.

Mit dem horizontalen Schrubben lässt sich der Zahnfleischsaum recht gut reinigen. Vorausgesetzt die Bürste liegt auf dem Übergang vom Zahnfleisch zum Zahn. Das Risiko besteht hier, dass sich das Zahnfleisch zurückzieht und als Folge der Zahnhals frei liegt. Elementar wichtig ist auch bei dieser Technik: **Üben Sie so viel Druck wie nötig aus, um den Belag zu entfernen; jedoch so wenig wie möglich, um das Zahnfleisch zu schützen.** Auch hilft das Anfärben und Wegputzen der Farbe (siehe Seite 189 ff.), so bekommen Sie ein Gespür für diese Technik und ihre Wirksamkeit.

Fazit

Korrekt ausgeübt, können Sie den Zahnfleischsaum mit der Methode des horizontalen Schrubbens recht gut reinigen.

Die Rüttel- oder Bass-Technik

Diese rüttelnde Art, die Zähne zu putzen, gilt als *die* grundlegende Methode der Zahnpflege. Dazu soll der Bürstenkopf in einem Winkel von 45 Grad auf den Übergang vom Zahn zum Zahnfleisch aufgesetzt werden (siehe Abb. unten). Den richtigen Druck erkennt man daran, dass das Blut aus dem Zahnfleisch entweicht, dass es also blutleer wird. Es sollte aber auf keinen Fall wehtun, sondern ein angenehmes Gefühl bleiben. Aus der Startposition heraus werden (jeweils etwa 10) ganz leichte Rüttelbewegungen gemacht, damit die Borsten zwischen die Zähne sowie ein wenig unter den Zahnfleischsaum gelangen und hier die Plaque entfernen. Im nächsten Schritt die Borsten zur Zahnkrone hin mit einer Rollbewegung auswischen. Um die Innenseiten der Frontzähne zu reinigen, wird die Zahnbürste senkrecht gehalten und vom Zahnfleischsaum zur Zahnkrone hin bewegt. Die Kauflächen werden mit senkrecht aufliegenden Borsten sauber gebürstet.

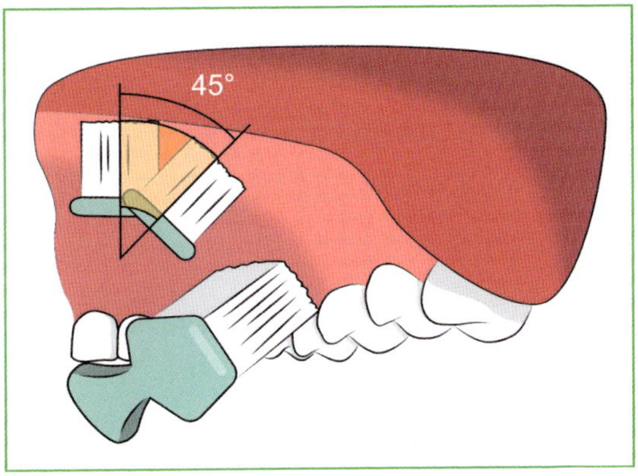

Am besten beginnen Sie mit den Innenflächen der Zähne und als Rechtshänder auf der rechten Seite, da diese für Rechtshänder schwerer zu reinigen ist und die Motivation und Sorgfalt zu Beginn des Zähneputzens am höchsten ist. Arbeiten Sie sich Zahn für Zahn nach vorn weiter.

Aktuelle Untersuchungen haben ergeben, dass diese Basistechnik trotz intensiver Schulung oft nach kurzer Zeit nicht mehr korrekt angewendet wird und in der Folge zu schlechteren Ergebnissen führt als die Fones-Technik, bei der Kreisbewegungen ausgeführt werden (siehe Seite 85 f.).

Fazit

Korrekt angewendet, ist die Bass-Technik die effektivste Putztechnik für saubere Zähne.

Die Fege- oder Roll-Methode – Die modifizierte Stillman-Technik

Sollte Ihr Zahnfleisch dazu neigen, sich zurückzuziehen, rollen Sie die Bürste **von Rot**, dem Zahnfleisch, **nach Weiß**, zu den Zahnkronen hin. Wichtig ist, dass Sie keinen Druck auf das Zahnfleisch ausüben. Die Borsten zeigen zu Beginn in Richtung Zahnfleischsaum und dann drehen Sie den Bürstenkopf entlang der Zahnflächen in Richtung Kaufläche. Diese Technik heißt auch „modifizierte Stillman-Technik", da Sie beim Drehen der Borsten wiederum ganz leichte Rüttelbewegungen durchführen. Durch das Rütteln gelangen mehr Borsten in die Zwischenräume und entfernen auch dort Plaque. Der Nachteil dieses Vorgehens ist, dass der Übergang vom Zahn zum Zahnfleisch nicht ausreichend gereinigt wird.[58]

Fazit

Die modifizierte Stillman-Technik ist für Menschen geeignet, die mit zu viel Druck schrubben. Sie schont das Zahnfleisch und vermeidet so weiteren Zahnfleischschwund.

Die Mehrkopfzahnbürsten von Dr. Barman – Eine Empfehlung wert!

Dr. Rolf Barman, ein Zahnarzt aus Norwegen, hat eine Mehrkopf-Handzahnbürste entwickelt. Zum einen kann man mit dieser mehrere Flächen auf einmal reinigen, zum anderen ist der Anstellwinkel von 45 Grad, mit dem die Borsten auf die Innen- und Außenfläche der Zähne gesetzt werden, bereits durch das Design (die schräg gestellten seitlichen Borsten) vorgegeben. Der Name dieser Bürste ist *Dr. Barman´s Superbrush*®.

Gerade Menschen, die manuell Schwierigkeiten haben - wie Kinder, Behinderte, Menschen während ihrer Genesung (nach Unfall, Schlaganfall) -, können Plaque mit Mehrkopfzahnbürsten besser beseitigen.[59]

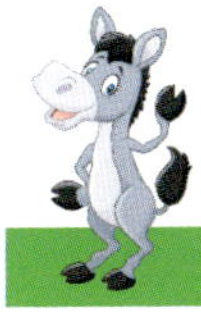

Eine persönliche Geschichte

Nachdem ich in Studien gelesen hatte, dass *Dr. Barman´s Superbrush*® bei Kindern, Studenten und älteren Menschen bessere Ergebnisse brachte als andere Handzahnbürsten und elektrische Zahnbürsten,[60] kaufte ich mir eine. Mit dem ersten Versuch, sie zu benutzen, ging ein Schrecken einher: Ich spuckte Blut ins Waschbecken. Kein Zweifel, ich hatte Zahnfleischbluten. Wie konnte das sein, wo ich doch so gut – dachte ich – Zähne putze, und wirklich darauf achtete, keine Bereiche zu übersehen?

Nun, ich hatte zu dieser Zeit meine Obst-Müsli-Phase. Das Obst machte einen meiner Zahnhälse sehr empfindlich. Nach meinem Empfinden hatte ich auch die schmerzenden Bereiche bei der Zahnpflege berücksichtigt, doch wohl ohne den Zahn richtig zu berühren, da das ja wehtat. Die *Superbrush*® brachte das Resultat dieser Vermeidung zum Vorschein. Das Zahnfleisch war hier empfindlich, entzündet und blutete bei der kleinsten Berührung. Nachdem ich mein Frühstück umgestellt und die entzündeten Stellen besonders gepflegt hatte, verschwand das Bluten rasch wieder. Auch hier gilt: Wo es blutet, bitte besonders nachhaltig pflegen. Verschwindet die Blutung nicht innerhalb weniger Tage, bitte einen Termin beim Fachmann vereinbaren, um dem Problem auf den Grund zu gehen.

Die Superbrush® richtig anwenden

Für quasi jeden, der Zähne putzt, ist die hintere Fläche der letzten Backenzähne schwer erreichbar. Starten Sie beim Zähneputzen also mit diesem Bereich. Dazu setzen Sie die Bürste von oben auf die Zähne auf. Der Mittelteil der Bürste liegt auf der Kaufläche, die seitlichen, schräg stehenden Borsten an den Seiten. Nun schieben Sie die *Superbrush*® auf der Zahnschiene nach hinten bis zum letzten Zahn. Dort angekommen, führen Sie eine Schwenkbewegung aus. Wenn ich sie Patienten demonstriere, vergleiche ich sie mit einer Tür, die auf- und zuschwenkt. Dabei ist der hintere Abschluss der Kaufläche (Randleiste) des letzten Zahnes die Drehachse: Der mittlere Teil der Zahnborsten dreht sich auf der Kaufläche. Die seitlichen Borstenköpfe, die im 45-Grad-Winkel zu den mittleren stehen, können durch diese Bewegung die hintere Fläche reinigen. Im Vergleich mit der Tür ist die Drehachse der Bereich, an dem die Tür in den Angeln hängt. Um diese Drehachse herum bewegen Sie nun die äußeren beiden Borstenköpfe der Bürste – quasi außen um den Zahn herum – Tür auf, Tür zu. So gelangen die Borsten optimal in diese hintere, schwierig zu erreichende Nische hinein, wo sich häufig Zahnbelag festsetzt. Der kurze Bürstenkopf erleichtert hier das Vorgehen (siehe Abb. Seite 103).

Nun arbeiten Sie sich von hinten in die Mitte nach vorn. Dabei können Sie unterschiedlich vorgehen. Auch hier gilt: Weniger die Technik ist entscheidend als vielmehr das Resultat, nämlich dass die Zahnflächen und die Nischen gereinigt werden. Probieren sie aus, was an welcher Stelle für Sie am besten funktioniert.

Eine Methode ist es, auf jedem einzelnen Zahn den Bürstengriff von innen nach außen, zur Wange hin, gleiten zu lassen. Der mittlere Teil der Zahnbürste bleibt bei dieser Schwenkbewegung auf der Kaufläche. Achten Sie bitte darauf, auch den Übergang vom Zahnfleisch zum Zahn zu säubern und dabei das Zahnfleisch nicht nur zu berühren, sondern mit zu massieren. Wie weit diese Schwenkbewegung nach innen (in Richtung Zunge bzw. Gaumen) und nach außen (in Richtung Wange) geht, das hängt davon ab, wie „lang" der Zahn ist. Wenn sich Knochen und Zahnfleisch bereits zurückgezogen haben, sollte die Bewegung entsprechend weit gehen. Eine Alternative ist es, mit der Bürste kleine Kreise von innen (in Richtung Zunge bzw. Gaumen) über die Kaufläche nach außen, zur Wange hin und wieder zurück auszuführen.

Wenn Sie zu den Menschen gehören, die gern schrubben, können Sie wie folgt vorgehen: Haben Sie kleine Zähne und hat sich der Zahnhalteapparat noch nicht zurückgezogen, dann können Sie einfach mit der Bürste auf der Zahnreihe kleine Schrubbbewegungen (nach vorn und zurück) ausführen. Wichtig dabei ist es, mit wenig Druck zu arbeiten. Bei „langen" Zähnen ist es auch hier wichtig, die Bürste entsprechend nach innen und außen zu schwenken. Das kann so weit gehen, dass beispielsweise während der Reinigung der Innenflächen der Teil der Bürste, der eigentlich für die Außenfläche gedacht ist, durch das Schwenken auf der Kaufläche liegt. Mit diesem Anstellwinkel putzen Sie dann mit kleinen Bewegungen nach vorn und zurück die Innenflächen der Zähne. Für die Außenflächen lassen Sie die Bürste in die andere Richtung gleiten. Dabei kann es wiederum sein, dass der Teil, der eigentlich für die Innenfläche gedacht ist, dabei auf der Kaufläche liegt. Wenn Sie den richtigen Anstellwinkel haben, putzen Sie mit kleinen Bewegungen die Außenflächen, eine nach der anderen von hinten bis vorn. Der Vorteil ist, dass so der Zahnfleischsaum gut zu erreichen ist.

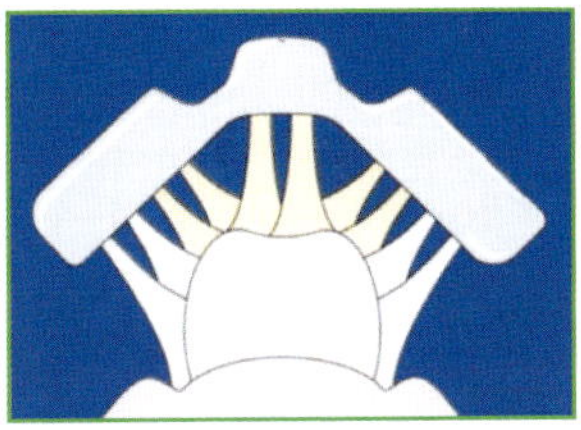

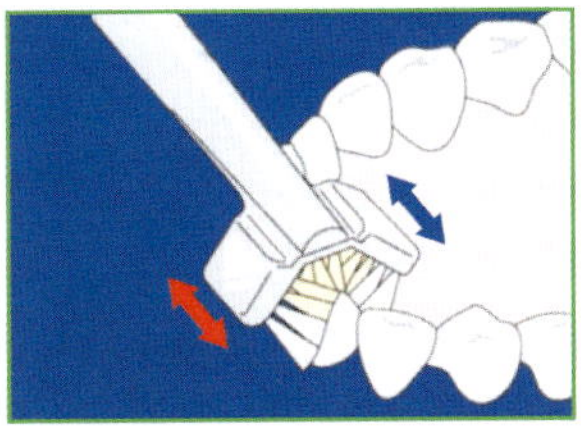

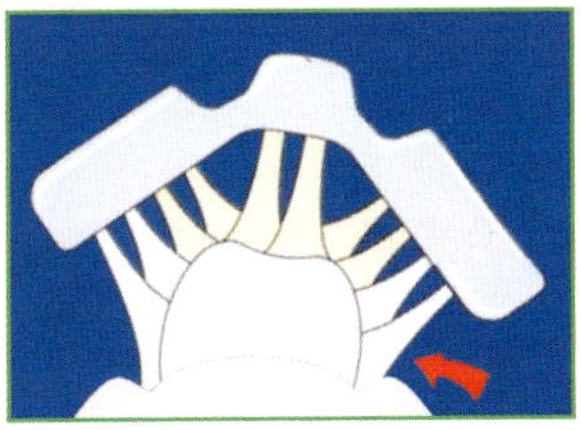

Schwierig zu reinigen ist die Kurve im Bereich der Eckzähne. Hier hängen die Borsten oftmals ineffektiv in der Luft. Daher achten Sie bitte darauf, dass Sie sowohl innen als auch außen den Übergang vom Zahnfleisch zum Zahn erreichen.

Die verschiedenen Modelle der Superbrush®

Die *Superbrush*®-Mehrkopfzahnbürste ist in fünf verschiedenen Varianten erhältlich (siehe Abb. unten; in der hier genannten Reihenfolge von links nach rechts): Es gibt **drei Dreikopfzahnbürsten** – in verschiedenen Größen. Die kleine wurde für das Milchgebiss entwickelt. Gerade für Eltern, die die Zähne der Kinder nachputzen wollen, kann die Kinderzahnbürste eine große Hilfe sein. Und die Kleinen können mit ihr spielerisch putzen lernen. Leider hat sie keinen ergonomischen Griff, sodass die Handhabung für Kinder nicht ganz so einfach ist. Für das Wechselgebiss dient die mittlere Bürste (für Jugendliche) und die normal große ist für das bleibende Erwachsenengebiss gedacht.

Die **vierte *Superbrush*®** ist **batteriebetrieben**: In einem verdickten Griff befindet sich die Batterie, die dafür sorgt, dass dieses Modell selbstständig Bewegungen ausführen kann. Das **fünfte** Modell ist eine **Zweikopfzahnbürste**. Sie hat verlängerte Borsten für den Zahnfleischsaum. Wenn sich Zahnfleisch und Knochen bereits zurückgezogen haben, erreicht man mit dieser doppelköpfigen Bürste den Übergang vom Zahnfleisch zum Zahn besser.

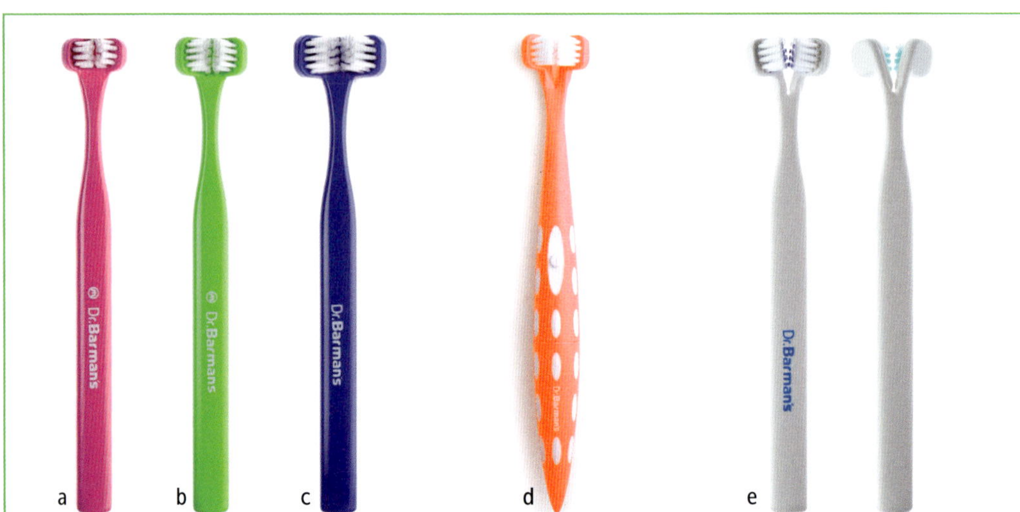

Dr. Barman's Superbrush® – a Kinder-, b Junior-, c normale, d batteriebertriebene, e Spezialzahnbürste (a bis d mit 3 Bürstenköpfen; e mit 2 Bürstenköpfen)

Handzahnbürsten mit Hilfsmotor

Auf dem Markt gibt es inzwischen auch Handzahnbürsten mit einem Hilfsmotor, etwa von *Colgate, Dr. Best* und *Oral-B®*. Ihr Preis liegt bei 5 bis 8 Euro. Handzahnbürsten mit Hilfsmotoren erleichtern möglicherweise den Übergang zur Verwendung einer elektrischen Zahnbürste.[61]

Elektrische Zahnbürsten

Elektrische Zahnbürsten lassen sich in drei verschiedene Gruppen einteilen:

1. **Oszillierende Zahnbürsten** wie beispielsweise Produkte der *Braun Oral-B®*: Hier rotieren die Bürsten unabhängig voneinander erst in die eine, dann in die andere Richtung, und das mit einer Frequenz von etwa 70 Hertz (Schwingungen pro Sekunde). In 1 Minute sind das mehr als 8000 Bewegungen. Manche Geräte von *Oral-B®* erreichen Frequenzen von 333 Hertz (knapp 40 000 Bewegungen pro Minute). Gleichzeitig oszillieren sie in einem Rotationswinkel von etwa 50 bis 70 Grad.[62]
2. **Schallaktive Zahnbürsten:** Hier vibrieren die Borstenbüschel in einer Frequenz von 250 bis 350 Hertz, sprich 30 000 bis 42 000 Schwingungen in der Minute.[63] „Ultraschall" beginnt bei einer Frequenz von etwa 20 000 Hertz. Die Amplitude – die Schwingungsweite der Schallbürsten – der Anbieter *Braun, Philips®, VITIS sonic®, Waterpik®* liegt bei 3 bis 4 Millimetern. Von *Jetpik®* habe ich keine Informationen bekommen. Beim Anbieter *Cybersonic®* zeigte die Bürste keine eindeutig messbare Amplitude, wodurch die Reinigungswirkung wohl eher geringer ist.[64]
3. **Ionische Zahnbürsten:** Die Ionen, die sich von den Borsten lösen, unterbrechen den Halt des Belags am Zahn.[65] Leider habe ich von mir bekannten Herstellern diesbezüglich bislang keine detaillierteren Informationen erhalten.

Untersuchungen haben ergeben, dass elektrische Zahnbürsten technisch sicher sind.[66]

Zahnbürsten mit rundem Kopf

Eine Metaanalyse aus dem Jahr 2014 ergab, dass rotierend-oszillierende elektrische Zahnbürsten gegenüber Handzahnbürsten Vorteile aufwiesen. Dabei ist jedoch zu beachten, dass dies *nur dann* durchgängig der Fall war, wenn die Teilnehmer ein ausführliches Training erhielten. Wer nicht oder nur kurz instruiert wurde, konnte nur teilweise von den Vorteilen einer solchen elektrischen Bürste profitieren.[67]

Der 3-D-Effekt der hochfrequenten Oszillation und der zusätzlichen pulsierenden Bewegungen, den Geräte der Firma *Braun* (*Oral-B®*) aufweisen, ist, was das Ergebnis des Putzens anbelangt, recht effektiv. Voraussetzung ist natürlich, dass diese Möglichkeiten auch optimal genutzt werden. Wenn Sie beispielsweise zu viel Druck ausüben, kommen ihre Vorteile gar nicht zum Tragen, da der Druck diese Effekte stoppt.

Lernen Sie Ihre elektrische Zahnbürste einmal genau kennen: Beobachten Sie die Bewegung, indem Sie die Bürste anschalten – ohne Zahncreme selbstverständlich. Berühren Sie den Bürstenkopf mit den Fingerspitzen – ganz sanft und dann mit zunehmendem Druck. Je mehr Sie den Druck erhöhen, desto mehr verringern Sie die Bewegungen der Borsten. Anders ausgedrückt: Die Zahnbürste arbeitet nur dann richtig, wenn Sie sie sanft aufsetzen. Das kann im Mund – wenn Sie es nicht gewöhnt sind – kitzeln.

Die Zahnbürste mit rundem Kopf richtig anwenden

Da besonders der Übergang vom Zahnfleisch zum Zahn gesäubert werden sollte, empfehle ich Ihnen, die Bürste zuerst genau dort aufzusetzen, und zwar bei Ihrem letzten Zahn. Nun gehen Sie langsam in wellenartigen Dreiviertel-Bewegungen nach vorn. Bewegen Sie den Bürstenkopf nach hinten in den Zwischenraum, im Zentrum auf der Zahnaußen- oder -innenfläche und nach vorn in den Zwischenraum. So können die Borsten in den Zahnzwischenräumen und am Zahnfleischsaum ihre Arbeit tun. Setzen Sie den Kopf auf jeden Zahn einzeln auf und führen Sie eine walzerartige Bewegung durch: nach hinten (Zwischenraum) - in der Mitte (Zahnfleischsaum) - nach vorn (Zwischenraum), nach hinten (Zwischenraum) - in der Mitte (Zahnfleischsaum) - nach vorn (Zwischenraum) usw.

Damit der Bürstenkopf auch wirklich am Übergang vom Zahnfleisch zum Zahn bleibt und nicht immer wieder nach oben rutscht, gibt es einen Trick: Legen Sie einen Finger Ihrer linken Hand (wenn Sie Rechtshänder sind) oben auf die Kauflächen der Zahnreihe. Der Finger hilft dabei, dass der Bürstenkopf, den Sie mit der anderen Hand führen, auch am Zahnfleischsaum bleibt. So spüren Sie deutlicher, wohin die Bürste gehört.[68] Sobald das dann automatisch abläuft, brauchen Sie diese Hilfe nicht mehr.

Zur Reinigung der Kaufläche beim letzten Zahn anfangen. Hier die Bürste nach hinten kippen, um auch die hintere Zahnfläche, die keinen Kontakt mehr zu einem anderen Zahn hat, zu erreichen. Daraufhin mit der Bürste alle Kauflächen säubern. **Denken Sie daran: Ihre Bürste ist für das Putzen zuständig. Ihre Aufgabe ist es, diese an der richtigen Stelle zu halten und das elektrische Gerät arbeiten zu lassen.** Legen Sie die Bürste an die Stellen, an denen sie ihre Arbeit verrichten soll. Sie brauchen diese nicht schrubbend zu bewegen wie eine Handzahnbürste, halten Sie sie einfach einige Zeit im richtigen Anstellwinkel und wechseln Sie dann zum nächsten Bereich, der gesäubert werden soll. Dabei sollten Sie nicht zu viel und nicht zu wenig Druck ausüben.

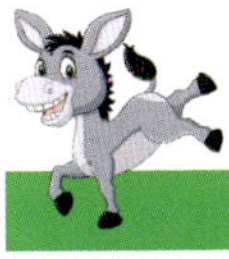

Probieren geht über Studieren!

Wenn Sie Ihre Zähne anfärben (siehe Seite 189 ff.), sehen und erfahren Sie ganz unmittelbar, wie viel Druck Sie brauchen, um den Belag zu entfernen, und wie lange es dauert, bis Ihre Zähne sauber sind.

Verschiedene runde Bürstenköpfe

Es gibt diverse rund Bürstenköpfe im Angebot: solche mit Borsten, mit Gummikelchen, mit einer Kombination von Borsten und Gummikelchen sowie mit speziellen Aufsätzen für Menschen, die eine fest sitzende Spange tragen.

Die Kombination von Gummikelch und Borsten kenne ich aus meiner Erfahrung in der Zahnarztpraxis: Sie hat mich nicht überzeugt. Meines Erachtens kommt es hierbei nicht zu besseren, sondern zu schlechteren Ergebnissen, als wenn die Bürste nur Borsten oder nur Gummikelche hätte. Aus der Praxis weiß ich, dass Gummikelche besonders gut geeignet sind, den Bereich des Zahnfleischsaums zu reinigen.

Haben sich in den Fissuren (Vertiefungen) oder an den Innenflächen der Frontzähne Verfärbungen gebildet, braucht es härtere Bürsten, da sie die Vertiefungen besser reinigen. Am Zahnfleischsaum können sie jedoch Verletzungen bewirken.

Von *Oral-B®* gibt es einen *TriZone*-Bürstenkopf, der auf die normale rotierend-oszillierende Zahnbürste aufgesteckt werden kann. Dieser bewegt sich ähnlich wie die Schallzahnbürste, sprich auswischend. Studien bescheinigten diesem Kopf eine Überlegenheit gegenüber Handzahnbürsten.[69]

Schallzahnbürsten

Die Bewegungen, die Schallzahnbürstenköpfe ausführen, sind ähnlich wie die der Fege-Technik (Stillman-Technik; siehe Seite 88) mit Handzahnbürsten.[70] Eine Metaanalyse aus dem Jahr 2014 ergab, dass elektrische Zahnbürsten mit Schall bessere Ergebnisse erzielen als Handzahnbürsten.[71] Dies war unabhängig davon, ob das Training kurz oder intensiv war.[72]

Die gute Reinigungswirkung von Schallzahnbürsten beruht vermutlich darauf, dass sie einen *Slurry* erzeugen: eine Mikroströmung im

Zahnpasta-Speichel-Gemisch. Im Labor konnte der *Slurry* sogar Beläge entfernen, die mehrere Millimeter von der Zahnbürste entfernt waren, also gar nicht berührt wurden.

Eine persönliche Geschichte

Als ich begann, eine der ersten im Handel erhältlichen Schallzahnbürsten zu verwenden, brauchte ich alle paar Tage einen neuen Bürstenkopf. Dann kam eine Vertreterin in meine Praxis und erklärte mir genau, wie man mit dieser Zahnbürste putzt. Ich hatte die Bürste komplett falsch verwendet und damit nicht nur verhindert, dass meine Zähne von den Vorteilen der Bürste profitieren, sondern auch meinen Geldbeutel belastet wegen des häufigen Bürstenwechselns. An dem Modell eines Gebisses, das sich im Wasserbad befand, zeigte mir die Vertreterin den richtigen Anstellwinkel und Druck. Wenn ich die Borsten im rechten Winkel ansetzte, berührte nur ein Bruchteil der Borsten die Zähne und es entstanden kaum Bläschen im Wasser, der *Slurry*-Effekt war also minimal.

Bei einem Anstellwinkel von 30 bis 45 Grad berührten fast alle Borsten den Zahn oder das Zahnfleisch. Übte ich kaum Druck auf, blubberte es stark im Wasser. Mit steigendem Druck ließ diese Wirkung nach.

Im Mund fand ich es schwierig, die Borsten im richtigen Winkel auf die Zähne zu setzen. Zudem spritzte die Bürste in Verbindung mit Zahnpasta ziemlich stark, sodass der Spiegel schnell besprenkelt war. Also nahm ich die Bürste mit Zahnpasta ausgeschaltet in meinen Mund, legte die Borstenspitzen in Richtung Zahnfleischsaum parallel zu den Zähnen an die Zahninnenflächen und kippte sie erst dann in einen Winkel von 30 bis 45 Grad.

Jetzt hatte ich die korrekte Ausgangsposition am Übergang vom Zahn zum Zahnfleisch. Erst dann schaltete ich das Gerät ein. Diese Neigung behielt ich bei und bewegte die Bürste langsam nach vorn in Richtung Lippen. In der Eckzahnregion musste ich die Bürste an den unteren Frontzähnen neu ansetzen, sie wieder kippen und erst dann konnte ich weiterputzen. Auf die gleiche Art reinigte ich nach und nach alle Innenflächen und dann auch die Außenflächen. (Gerade zu Beginn kann es stark kribbeln. Meist bessert sich dieses Gefühl nach einigen Tagen.) Zum Abschluss putzte ich die Kauflächen.

Schallzahnbürsten haben größere Bürstenköpfe, die (z. B. im Frontbereich des Unterkiefers) weniger gut beweglich sind, andererseits verringern größere Köpfe die Putzzeit.[73]

Nicht außer Acht lassen sollte man allerdings, dass sich der Schall auch im Wasser ausbreitet. Überprüfen Sie das an einem gefüllten Waschbecken oder einer gefüllten Badewanne: Die Oberfläche ist glatt. Berühren Sie diese mit der angeschalteten Schallzahnbürste, so können Sie beobachten, wie sich die Wellen auf der Wasseroberfläche ausbreiten. Je größer das Gefäß, desto weiter laufen die Wellen. Eine ähnliche Wirkung wird dann auch im menschlichen Körper geschehen, der ja überwiegend aus Wasser besteht.[74] Ob das negative Auswirkungen auf die Gesundheit hat, ist eine andere Frage. Fakt ist, dass immer mehr technisch erzeugte Schwingungen auf uns einwirken. Ob mit der Schallzahnbürste noch eine weitere Quelle dazukommen soll, das darf jeder für sich selbst entscheiden.

Wie gut beseitigen elektrische Zahnbürsten Verfärbungen?
In einem Vergleichstest wurde 6 Wochen lang untersucht, wie gut zwei elektrische Zahnbürsten Verfärbungen beseitigen. Es zeigte sich, dass beide Zahnbürsten Verfärbungen entfernen, die *Oral-B® 3D Plaque Remover* mit einem runden oszillierenden Kopf schnitt jedoch etwas besser ab als die Schallzahnbürste *Sonicare Toothbrush*.

Wer unter **Zahnverfärbungen durch Nikotin, Kaffee, Tee oder Wein** leidet, kann diese möglicherweise mit einer *Oral-B*®-Zahnbürste besser beseitigen.[75] Eine preiswerte und sehr gesunde Alternative ist das Ölziehen mit Kokosöl (siehe Infokasten Seite 140 f.).

Wissenschaftliche Fakten

Wie unterschiedlich und auch widersprüchlich Studienergebnisse ausfallen können, das zeigt sich im Folgenden:

In einer Untersuchung verglich ein Team die Zahnpflegeergebnisse von Probanden, die Zahnseide und Handzahnbürste benutzten, mit Probanden, die ihre Zähne ausschließlich mit der Handzahnbürste pflegten. Sie konnten zwischen beiden keinen signifikanten Unterschied finden.[76] Dabei bleibt jedoch zu bedenken: Eine Geige in der Hand eines Menschen, macht aus diesem noch keinen Paganini (Geigenvirtuose; 1782–1840).

Eine andere Untersuchung ergab: Die *Oral-B® Ultra* der Firma *Braun* schnitt nicht besser ab als die Handzahnbürste ohne Zahnseide. Die Zahnseide brachte in Kombination mit der Handbürste eine Verringerung des Belags im Zwischenraumbereich von 38 Prozent, wohingegen die elektrische schallaktive *Sonicare Advance* den Belag im Zwischenraumbereich ohne zusätzliche Zwischenraumpflege sogar um 64 Prozent verringern konnte.[77]

Die Verwendung einer guten schallaktiven elektrischen Zahnbürste war wesentlich effektiver als die Kombination von Handzahnbürste und Zahnseide.

Info

Tipps für den Kauf einer elektrischen Zahnbürste

Damit Sie auch die elektrische Zahnbürste kaufen, die Ihren Bedürfnissen entspricht, beachten Sie am besten die folgenden Punkte:

Akku oder Batterie? Geräte mit Batterien sind preiswerter, aber leistungsschwächer. Bei Akkugeräten sollten Sie sich danach erkundigen, wie lange eine Akkuladung hält. Kann man das Gerät beispielsweise ohne Ladestation auf eine Geschäfts- oder Urlaubsreise mitnehmen? Wie lange dauert es, bis der Akku wieder vollständig geladen ist? Was ist, wenn ein Akku kaputt geht? Kann er einfach ausgetauscht werden oder brauchen Sie dann ein neues Handstück oder sogar ein ganz neues Gerät?

Lithium-Ionen-Akkus haben eine lange Lebenszeit und sind z. B. bei Geräten der folgenden Marken zu finden: *Oral-B®* (*Genius 3000*), *Happybrush®*, *Nevadent®*, *Sonicare*,[78] *VITIS sonic®*. Diese Akkus sollten nicht vollständig leer werden, sondern beizeiten (wenn Sie nur noch zu etwa 20 Prozent geladen sind) nachgeladen werden. Das erhöht ihre Lebensdauer.[79]

Nickel-Metallhydrid-Akkus hingegen dürfen auch vollständig leer werden. Die Firma *JetPik®* arbeitet mit dieser Art von Akkus.

- **Die Amplitude** gibt an, wie groß die Auslenkung bei Schallzahnbürsten ist. Diese sollte mindestens 3 bis 4 Millimeter betragen.
- Je höher **die Frequenz**, desto größer ist wahrscheinlich die Reinigungsleistung der *rotierend-oszillierenden* Bürsten.
- **Die Bürstenköpfe**: Gibt es unterschiedliche Bürstengrößen, beispielsweise kleinere Bürsten für Kinder oder Menschen, die schnell einen Würgereiz bekommen? Lässt sich an der Verfärbung der Bürsten ablesen, wann ein Wechsel (laut Hersteller) erforderlich ist? Was kosten Ersatzbürsten? Wo erhalte ich diese?
- **Wie liegt die Bürste in der Hand?** Können Sie sie gut umfassen?

- **Wie laut ist die Bürste?** Sind der Geräuschpegel und die Art des Geräusches für Sie angenehm?
- **Gibt es Desinfektionsmöglichkeiten?** Manche Anbieter bieten Desinfektionsvorrichtungen für die Zahnbürsten an, z. B. mit UV-Licht.
- **Entsprechen das Design des Handstücks und der Ladestation Ihren Erwartungen?**
- **Gibt es ein Reiseetui?**[80] Das ist sehr praktisch, wenn Sie unterwegs sind.
- **Wie funktioniert der Timer?** Die meisten elektrischen Bürsten haben einen Timer. Manche signalisieren alle 30 Sekunden, dass es Zeit ist, sich einem neuen Quadranten Ihres Gebisses zuzuwenden.[81]
- **Nachhaltigkeit:** Wie umweltschonend ist die Verpackung?[82]
- **Gewährleistung**: Gibt es eine Herstellergarantie? Was ist im Falle eines Defekts in der Garantiezeit? Erhält man ein Austauschgerät oder muss das Gerät eingeschickt werden?

Wichtige Details zur Zahnpflege

Bestimmten Bereichen besondere Aufmerksamkeit schenken

Die Kurven in der Mundhöhle reinigen

Gerade in der Region um die Eckzähne haben viele Patienten häufig Zahnbelag und Zahnfleischbluten. Das liegt einerseits daran, dass die Zahnbürste hier umgegriffen wird und Flächen unbewusst übersprungen werden. Andererseits sind Ecken sowohl auf der Innen- wie auf der Außenseite schwieriger erreichbar. Oft hängen die Borsten in der Luft und der Belag bleibt liegen. Also achten Sie bitte darauf, dass auch in diesen Regionen die Borsten den Übergang vom Zahnfleisch zum Zahn und die Ecken gut erreichen und den Zahnbelag dort effektiv entfernen.

Die Frontzähne reinigen

Ein weiterer Bereich, in dem oftmals Belag zurückbleibt und sich schnell Zahnstein bildet, sind die **Frontzähne des Unterkiefers**. Die Innenflächen bilden hier eine Art Schaufel und dazu kommt noch ein kleines Zahnhälschen, das oftmals nicht erreicht wird, da die Borsten auf der Schaufel liegen bleiben. Außerdem befinden sich in diesem Bereich unter der Zunge Ausgänge von Speicheldrüsen, daher mineralisiert hier der Zahnbelag recht schnell und wird zu Zahnstein.

In meinen Augen kann man die **Innenseite der Frontzähne im Unterkiefer** am einfachsten mit einer normalen Handzahnbürste reinigen. Dazu die Zahnbürste mit dem Bürstenkopf senkrecht in Richtung Zahnfleischsaum aufstellen und entlang des Zahnes von oben nach unten bewegen.

Beim Reinigen der **Außenflächen der Frontzähne des Unterkiefers** setzen viele Menschen den quer oder hochkant liegenden Bürstenkopf einfach nicht weit genug in Richtung Zahnfleisch auf. Das bedeutet, dass auch hier am Übergang vom Zahn zum Zahnfleisch meist Beläge zurückbleiben. Diese mineralisieren rasch und werden zu Zahnstein. Eine weitere mögliche Folge eines falschen Zähneputzens in diesem Bereich ist eine Entzündung des Zahnfleisches. Daher ist es gut möglich, dass eine korrekte Reinigung in den ersten Tagen schmerzt. Doch auch dieser Bereich ist dankbar für eine effektive Säuberung: Das Zahnfleisch schwillt bald ab. Es blutet weniger. Und diese Bereiche lassen sich rasch schmerzfrei säubern.

Die Schaufeln der **Frontzähne im Oberkiefer** sind ein weiterer Bereich, in dem Belag auftritt. Auch hier können Sie **die Innenflächen** mit einer einfachen Handzahnbürste, deren Borsten eben enden, senkrecht zum Kiefer aufgestellt, meist gut reinigen.

Putzschatten bei verschachtelt stehenden Zähnen

Stehen Zähne nicht in Reih und Glied, sondern verschachtelt, achten Sie bitte auf die Nischen, die im Putzschatten liegen. Möglicherweise ist hier eine Interdentalbürste – oder bei sehr eng stehenden Zähnen Zahnseide – hilfreich.

Die hinteren Flächen der letzten Backenzähne

Die hinteren Zähne erreichen Sie besser, wenn Sie die Bürste in die Mundhöhle einführen und den Mund dann, so gut es geht, schließen. Jetzt ist die Muskulatur entspannt und Sie können die Bürste nun mit der Zahnbürste von vorn langsam an der Zunge und den Zähnen entlang nach hinten bewegen. Vielleicht machen Sie diese Übung zunächst einmal mit einem Finger. Funktioniert es, sollte es auch mit Zahnbürste kein Thema sein.

Die hinteren Flächen der letzten Backenzähne sind nur schwer zu erreichen. Am besten reinigen Sie sie mit einer *Superbrush®* (Beschreibung siehe Seite 90 f. und Abb. unten). Bei Zähnen mit langen Zahnkronen, die entstehen, wenn der Zahnhalteapparat bereits zurückgegangen ist, bietet sich die zweiköpfige *Superbrush®*-Handzahnbürste an.

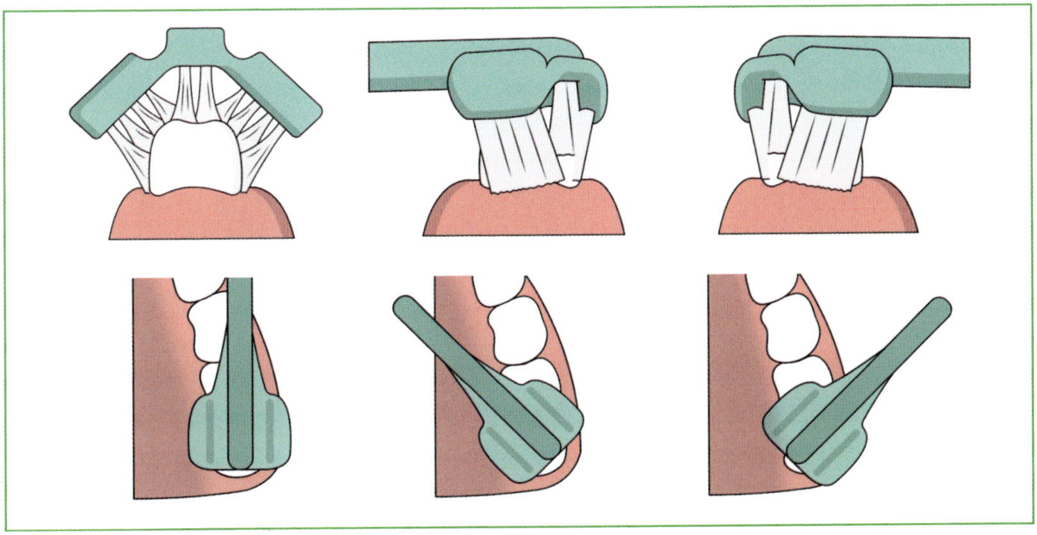

Info

Was tun bei Würgereiz?

Folgende Hinweise können hilfreich sein, wenn Sie beim Zähneputzen zu Würgereflexen neigen:

- Verwenden Sie eine kleinere Bürste, möglicherweise sogar eine Kinderzahnbürste.
- Verzichten Sie auf Zahncreme.[83]
- Atmen Sie tief ein und aus, denn der Würgereflex kann nur auftreten, wenn Sie den Atem anhalten und damit Druck aufbauen. Betrachten Sie das Zähneputzen als Achtsamkeitsübung, indem Sie sich ganz bewusst auf Ihren Atem konzentrieren.[84]
- Trainieren Sie ab und zu, mit dem Finger in schwierige Bereiche vorzudringen, beispielsweise in solche, die gewöhnlich einen Würgereflex auslösen. Sie können das nebenher – etwa beim Fernsehen – machen. Übung macht bekanntlich den Meister. So lernen Sie, dass Sie nicht ersticken, wenn etwas in diesen Bereich kommt.[85]
- Probieren Sie aus, ob es Tageszeiten gibt, in denen der Würgereiz geringer ist. Bei den meisten Menschen ist das abends der Fall.
- Auch ein Ablenkungsmanöver kann sinnvoll sein. Gehen Sie beispielsweise beim Zähneputzen spazieren. Oder konzentrieren Sie sich auf Ihr Spiegelbild: Beobachten Sie aufmerksam, ob Sie wirklich alle Bereiche mit der Bürste erreichen? Je konzentrierter Sie sind, desto einfacher ist es.
- Merken Sie, dass sich der Würgereflex meldet, dann drücken Sie mit einem Fingernagel in die Mitte Ihrer Kinnfalte, auf den tiefsten Punkt zwischen Unterlippe und Kinnspitze. Hier befindet sich ein Akupunkturpunkt, der das Würgen reduziert.

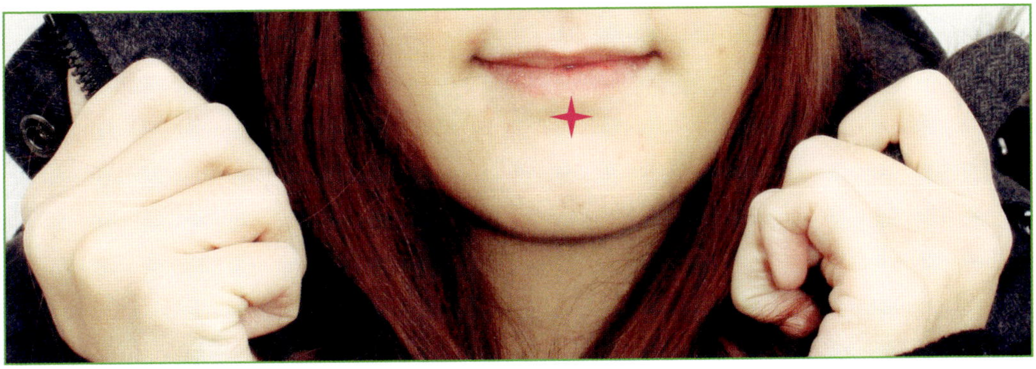

✦ = Akupressurpunkt, der den Würgereiz mindert

Mundhygiene in jedem Lebensalter

Zahnpflege in der Schwangerschaft

Gerade in der Schwangerschaft ist eine gute Mundhygiene extrem wichtig. Der Volksmund sagt nicht umsonst: *„Jedes Kind kostet die Mutter einen Zahn."* Schwangere, die sich häufig übergeben müssen, haben massive Säurebelastungen an den Zähnen. Ganz wichtig ist es, dann den Mund möglichst zeitnah auszuspülen, um die Säurekonzentration zu verringern. Viele der vorangegangenen Punkte gegen Würgereiz können hier ebenfalls hilfreich sein.

Zudem sollten möglichst alle Quellen für Fluoride vermieden werden. Die wissenschaftliche Datenlage zeigt eindeutig, dass Fluoride immense Gefahren für den Fötus darstellen. 60 Prozent der Fluoride im Blut der Mutter gelangen über die Plazenta zum Kind.[86] Gerade das sich entwickelnde Gehirn kann stark geschädigt werden. Autismus und Intelligenzminderungen gehören zu den Folgen. Genauer werden diese Zusammenhänge in meinem Buch *Raus aus der Fluorid-Falle* dargestellt.

Regelmäßig professionelle Zahnreinigungen vornehmen zu lassen ist in dieser Zeit ebenfalls sinnvoll. Doch bitte ohne Fluoridierung. Leider werden Zahnärzte anders instruiert. Machen Sie sich also auf Diskussionen gefasst. Wenn Ihre Zahnarztpraxis nicht auf Ihren Wunsch eingehen will, ohne fluoridierte Produkte zu arbeiten, ist es empfehlenswert, sich eine andere zu suchen. Der Preis, den Sie und Ihr Kind sonst möglicherweise in der Zukunft zu bezahlen haben, ist nicht mehr mit Geld auszugleichen.

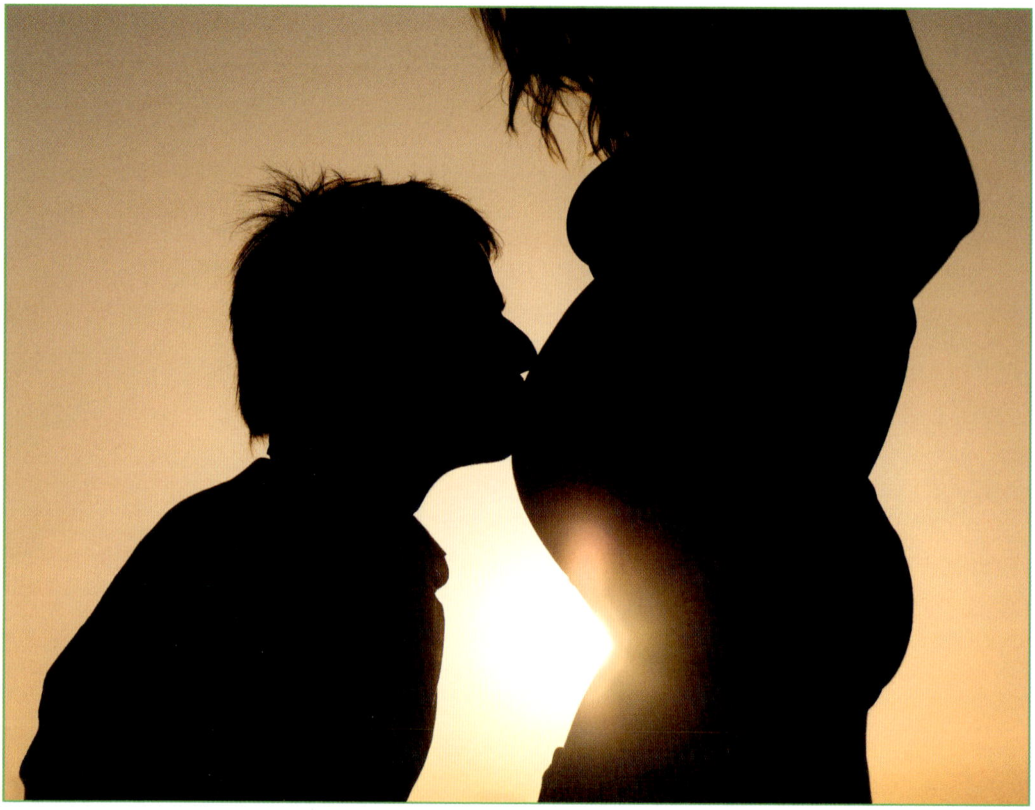

Zahnhygiene bei Kindern

Die Zähne Ihrer Kinder nachputzen

Sobald die ersten Zähnchen bei Ihrem Kind durchbrechen, sollten Sie diese auch pflegen. Dafür gibt es spezielle Angebote im Handel. Auch Beißringe mit Borsten sind da zu finden. Gerade die dreiköpfige kleine *Superbrush®* (siehe Abb. Seite 92) kann Eltern das Putzen der kleinen Zähnchen sehr erleichtern.

Kleine Kinder zum Zähneputzen motivieren

Bitte drohen Sie Ihrem Kind nicht mit dem Zahnarzt und schmerzhaftem Bohren. Denn sonst erwartet es, dass der Besuch beim Zahnarzt etwas Schlimmes sein wird. Nur zu einem positiv dargestellten Zahnarzt gewinnt Ihr Kind Vertrauen.

Kinder spielen gern. Eine Auswahl an unterschiedlichen manuellen und elektrischen Zahnbürsten kann hilfreich sein. Auch muss man die Zähne nicht immer im Stehen oder Sitzen reinigen oder nachreinigen. Sie können Ihr Kind beispielsweise bitten, sich hinzulegen. Wahrscheinlich können Sie dann sogar wesentlich besser in seinen Mund hineinsehen.

Verbinden Sie das Zähneputzen mit kurzen Geschichten oder geben Sie den unterschiedlichen Zähnen und Bürsten Namen. Zu welcher Zahnbürste fühlt sich Ihr Kind an diesem Tag hingezogen? Lassen Sie es selbst entscheiden.

Wichtig ist es ebenfalls, dass Ihr Kind möglichst früh lernt, sich im Spiegel zu kontrollieren. Ein Tipp von einer langjährigen Prophylaxe-Assistentin ist es, Spiegelfliesen mit Powerstrips zu befestigen. So können Sie die Höhe der Spiegelfliesen mit Ihrem Kind nach oben „wachsen" lassen.[87]

Wenn Ihr Kind seine Zähnchen wirklich einmal gar nicht putzen will, dann lassen Sie es ausfallen. Spätestens am folgenden Tag wird der Belag schon ein wenig muffeln. Nehmen Sie dann eine neue Bürste, putzen Sie seine Zähnchen ohne Zahnpasta und lassen Sie Ihr Kind anschließend an der Bürste riechen. Vielleicht erklären Sie ihm dann auch noch, dass der Geruch von dem herrührt, was die kleinen Bewohner im Mund ausscheiden. Da diese ja im Mund leben, essen sie nicht nur dort, sondern verrichten genau da ja auch ihr Geschäft. Sie können darauf hinweisen, wie schön glatt und frisch sich die geputzten Zähne anfühlen. So wächst das Bedürfnis des Kindes, saubere, frische Zähne zu haben. Schimpfen Sie nicht mit Ihrem Kind, wenn es ums Zähneputzen geht. Versuchen Sie es lieber mit positiver Verstärkung: Erkennen Sie alles an, was das Kind gut macht, selbst wenn es nur eine winzige Kleinigkeit ist.

Ihr Kind lernt so am besten, selbst saubere Zähne und die Frische im Mund zu schätzen. Eine mögliche Folge ist, dass es ohne Zähneputzen gar nicht mehr schlafen gehen möchte. Ab diesem Punkt können Sie dann sagen: *„Beeil dich, sonst musst du mit den ungeputzten Zähnen ins Bett gehen."*

Sie sollten die Zähne Ihrer Lieben **bis zum Alter von 6 bis 9 Jahren nachputzen**. Auch hier gibt es keine allgemeingültige Richtlinie. Überprüfen Sie durch Anfärben der Zähne (siehe Seite 189 ff.) regelmäßig, ob Ihr Kind die Zähne jetzt wirklich schon selbst gründlich putzen kann.

Zahnlücken sauber halten

Je nach Größe der Lücken, können Sie bei Ihren Kindern versuchen, die angrenzenden Zähne mit großen Interdentalbürsten sauber zu halten. Sollte selbst die größte Interdentalbürste zu klein sein, dann ist genug Platz für eine Zahnbürste. Pflegen Sie den Interdentalbereich dann ähnlich wie die Außen- und Innenfläche der Zähne.

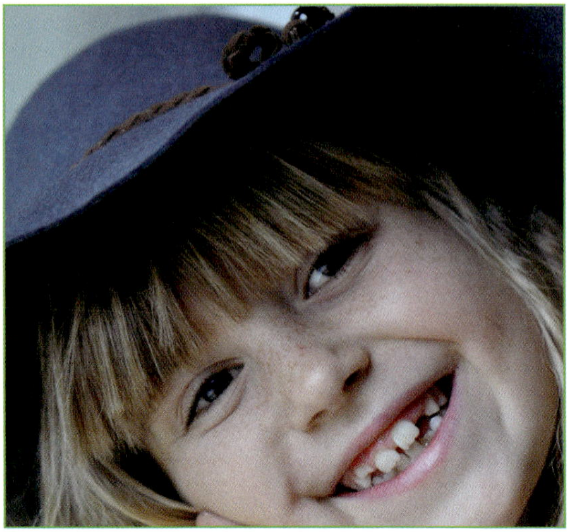

Die Kinder werden größer: Fest sitzende Zahnspangen

Hat Ihr Kind fest sitzende Zahnspangen (*Brackets*), so ist mehr Druck mit der Zahnbürste erforderlich, um den Zahnbelag zu entfernen. Die Borsten müssen ja die Drähte überwinden, damit sie an die Zahnoberfläche gelangen. Das Anfärben vor der Mundhygiene (siehe Seite 189 ff.) hilft, ein Gefühl dafür zu bekommen, welcher Druck, welche Zahnbürsten und welche Techniken den Belag am einfachsten entfernen.

Für viele Anwender sind hier elektrische Zahnbürsten von Vorteil. Dabei sollten diese keine Druckstopp-Funktion haben, da die Kinder sonst möglicherweise nicht die erforderliche Kraft aufbauen können.

Die Mundhygiene bei älteren Menschen

Fest sitzende Brücken

Wenn es um die Reinigung von fest sitzenden Brücken geht, kommt es bei der richtigen Vorgehensweise auf die Gestaltung der Brückenglieder an. Handelt es sich um eine sogenannte **Schwebebrücke**, dann ist unter dem Brückenglied viel Platz. Somit können Sie den Bereich einfach mit einer großen Interdentalbürste reinigen.

Auch bei anderen Brücken ist es oftmals möglich, mit kleineren Interdentalbürsten unter der Brücke zu reinigen. Ist es wirklich eng unter der Brücke, hat sich die flauschige Zahnseide (*Superfloss*) bewährt. Bei manchen Anbietern ist sie am Ende verstärkt, sodass das Einfädeln einfacher ist.

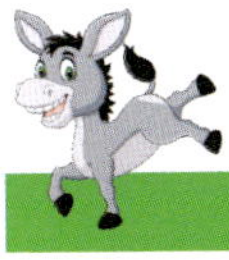

Probieren geht über Studieren!

Falls es Bereiche gibt, in die Sie mit der Zwischenraumbürste nicht hineinkommen und Sie den Belag mit der (flauschigen) Zahnseide auch nur unzureichend entfernen können, hier ein Trick aus der Zahnmedizin: Beim Einsetzen von Kronen gelangen Zementreste in die Zahnzwischenräume. Sie lassen sich gut mit Zahnseide entfernen, wenn diese mit einer Reihe von Knoten – im Abstand von einigen Millimetern – versehen wurde.

Herausnehmbarer Zahnersatz

Nehmen Sie herausnehmbaren Zahnersatz vor der Mundhygiene aus dem Mund heraus,so besteht die Gefahr, dass er Ihnen dabei aus den Händen gleitet und Teile abbrechen. Das Risiko für solche Schäden lässt sich reduzieren, wenn Sie das Waschbecken mit einem Handtuch ausgelegen oder mit Wasser füllen und sich beim Herausnehmen darüberbeugen.

Bitte verwenden Sie keine Reinigungstabs, um Ihre Prothese zu säubern. Diese rauen ihre Oberfläche an. Die Folge ist, dass sich verstärkt Essensreste festsetzen können. Einfacher und schonender reinigen Sie sie mit einem Handgeschirrspülmittel und einer Bürste. Es kann eine Handzahnbürste sein – für viele ist gerade hierbei die elektrische Zahnbürste eine Erleichterung. Zudem gibt es auch spezielle Bürsten, die für Prothesen entwickelt wurden und in Drogeriemärkten erhältlich sind.

Ihren Zahnersatz können Sie ebenfalls zur Kontrolle anfärben (siehe Seite 189 ff.). Dies sollten Sie jedoch lieber gegen Abend durchführen, denn: Sollten Sie selbst die Verfärbungen nicht mehr wegbekommen, verblassen sie meist bis zum nächsten Morgen.[88]

Ihre Prothese freut sich ebenfalls über eine regelmäßige professionelle Reinigung. Viele Zahnarztpraxen haben dafür ein Labor und bieten Prothesenreinigungen an. Erkundigen Sie sich: Wer bietet so etwas an? Was wird gemacht und wie hoch ist der Preis? Anders ausgedrückt: Wird die Prothese „nur" im Ultraschallbad gereinigt oder arbeitet ein Techniker sie auch auf? Der Aufwand kann sehr unterschiedlich sein und sich im Preis bemerkbar machen.

Die Zähne, die Sie im Mund haben, säubern Sie, wie bereits oben beschrieben. Bei Kronen oder Teleskopen (Doppelkronen) sind die Übergänge vom Zahn zum Zahnersatz – sprich die Kronenränder – besonders zu beachten. Kontrollieren Sie gegebenenfalls mit Färbelösung, ob Sie sie korrekt gesäubert haben.

Die Zahnbürste sauber halten und wechseln

Nach dem Zähneputzen reinigen Sie Ihre Zahnbürste gründlich unter möglichst heißem Wasser und helfen dabei mit den Fingern nach, die Verunreinigungen zu beseitigen. Wenn Sie eine elektrische Zahnbürste haben, können Sie diese dabei anschalten. Das spritzt vielleicht etwas mehr, Sie bekommen sie aber so besser sauber.

Bitte bewahren Sie Ihre noch feuchte Zahnbürste nicht in einem geschlossenen Plastikgefäß auf, denn dieses ist eine Art Brutkasten für Mikroorganismen. Zur Lagerung stellen Sie die Zahnbürste mit dem Kopf nach oben in ein Gefäß, damit die Restflüssigkeit abfließen und die Bürste trocknen kann. Das verringert die Erregerdichte.[89]

Es versteht sich von selbst, dass jeder in Ihrer Familie eine eigene Zahnbürste haben sollte. Um Kreuzinfektionen zu vermeiden, empfiehlt es sich, dass jeder seine Bürste(n) in einer separaten Haltevorrichtung aufbewahrt.

Der richtige Zeitpunkt für eine neue Zahnbürste

Halten Sie sich, wenn es um das Austauschen Ihrer Zahnbürste geht, an folgende Punkte, damit sind Sie auf der sicheren Seite:

Auf jeden Fall sollten Sie die Bürste wechseln, wenn die Borsten an den Rändern stark verbogen sind. Das weist darauf hin, dass beim Putzen zu viel Druck ausgeübt wird, der es manchmal nötig macht, die Bürste innerhalb weniger Tage auszutauschen. Wenn das der Fall ist, putzen Sie bitte zukünftig mit weniger Kraft.

Ein Wechsel ist auch angezeigt, wenn die Bürste bereits viele sichtbare Ablagerungen hat, die nicht mehr entfernt werden können. Die *American Dental Association* (ADA) empfiehlt, Zahnbürsten alle 3 Monate auszutauschen. Viele Patienten berichten, dass sie diese Frist aus emotionalen, ökonomischen oder ökologischen Gründen nicht einhalten.[90]

Bei manchen Bürsten verblassen die Farben mit der Zeit. Dieser Farbwechsel dient als Zeichen, dass es jetzt Zeit ist, die Bürste auszuwechseln.[91]

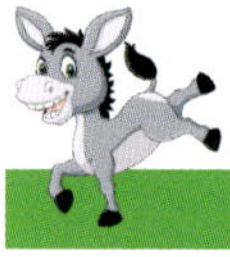

Probieren geht über Studieren!

Dieser Trick hilft Ihnen, Ihre **Zahnbürste zum richtigen Zeitpunkt** zu **wechseln**: Färben Sie Ihre Zähne immer mal wieder an (siehe Seite 189 ff.) und kontrollieren Sie, ob Ihre Zahnbürste die Beläge noch effektiv entfernt. Tut sie es nicht mehr, ist es Zeit für eine neue. Tut sie es noch, dann ist ja alles Bestens! Von gut eingelaufenen Schuhen verabschiedet man sich ja auch ungern zu früh.

Info

Was tun mit alten Zahnbürsten?

Ausrangierte Zahnbürsten können Sie natürlich einfach im Müll entsorgen. Sie erfüllen jedoch beim Putzen oder Basteln so manchen guten Dienst. Probieren Sie es einfach einmal aus. Gerade bei der Reinigung von Schmuck, unzugänglichen Ecken oder auch von Fahrrad- oder Motorradspeichen sind sie ungeheuer praktisch.

Rostflecken lassen sich besonders einfach entfernen, wenn man zum Putzen mit der Zahnbürste fluoridierte Zahncreme benutzt. Hier wird auch deutlich, wie aggressiv Fluoride sind.

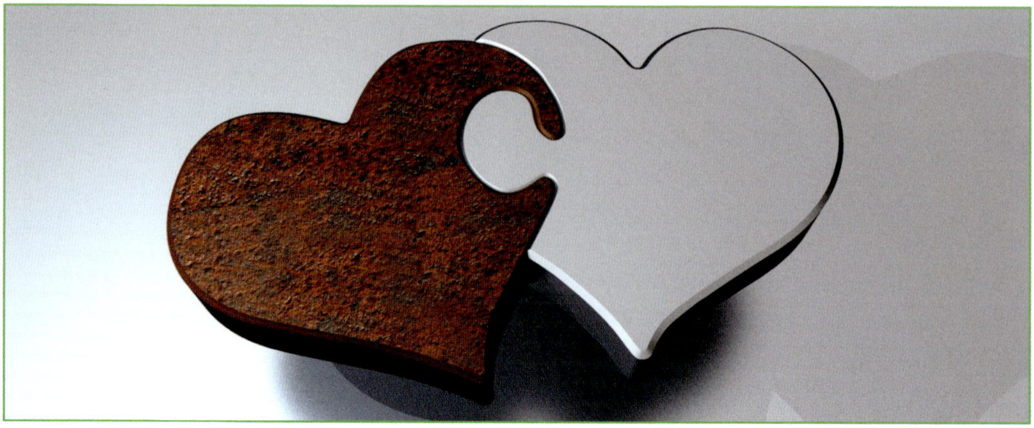

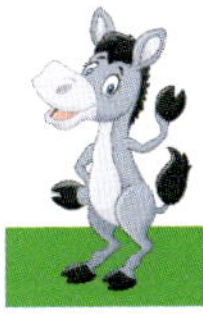

Eine persönliche Geschichte

Als ich einmal meine Eltern besuchte, wollte ich einem Bekannten zeigen, welche Auswirkungen Fluoride auf unseren Körper haben. Also fragte ich meine Mama, ob sie noch fluoridierte Zahncreme habe. Eigentlich war das eine Fangfrage, da ich insgeheim hoffte, dass sie Nein sagen würde. Doch ich stellte fest, dass sie nicht nur eine Tube, sondern sogar einen ganzen kleinen Vorrat angelegt hatte. Also hakte ich nach, ob ihr noch immer nicht bewusst sei, wie schädlich solche Zahnpasta sei. Sie erwiderte, ja, es sei ihr bewusst, doch man könne damit so gut Ablagerungen, gerade Rostflecken, beseitigen. Das erleichtere ihr das Putzen.

Nachdem meine Mama einen Unfall hatte, bekam Sie über eine Versicherung eine Haushaltshilfe. Dieser erklärte sie dann, wie sie die schwierigen Rostflecken einfach beseitige. Diese probierte es aus und war begeistert. Meine Mama sagte: *„Und ein solch aggressives Zeug geben wir unseren Kindern und nehmen es selbst in den Mund!"*

Ich selbst putze meine Zähne seit Jahren nicht mehr mit fluoridierter Zahncreme und ein Großteil meiner Patienten tut das ebenfalls – Gott sei Dank! – nicht mehr. In dieser Zeit gab es bei ihnen kaum neue Karies. Bei mir haben sich ebenfalls keine kariösen Stellen mehr gebildet.

Zahnbürsten desinfizieren – Macht das Sinn?

Neue Zahnbürsten mit Kunststoffborsten sind frei von Mikroorganismen. Doch bereits nach dem ersten Gebrauch werden sie mit einer Vielzahl von Erregern kontaminiert: Bakterien, Hefen, Pilzen und Viren, die sich in der Mundhöhle und auf den Zähnen befinden.[92]

Diese Mikroorganismen können 24 Stunden bis 7 Tage auf der Zahnbürste überleben.[93] Da sie auf andere, in der Nähe stehende Zahnbürsten übersiedeln können (beispielsweise im Bad, das von mehreren

Familienmitgliedern genutzt wird, im Kinderhort oder Kindergarten) und z. B. bei einer Grippe zu einer Reinfektion beitragen können, werden unterschiedliche Methoden und Wirkstoffe eingesetzt, um die Zahnbürsten zu desinfizieren. Dazu gehören beispielsweise in alphabetischer Reihenfolge: Cetylpyridiniumchlorid[94], Chlorhexidin[95], Listerine[96], Mikrowellen[97], Spraydesinfektionen[98], Triclosan[99] und UV-Licht[100]. Einige Untersuchungen beschäftigten sich auch mit natürlichen antimikrobiell wirksamen Stoffen wie Knoblauch[101] und Teebaumöl-Extrakten[102]. Eine weitere Möglichkeit, die Zahnbürste zu säubern, ist die Reinigung in der Spülmaschine.

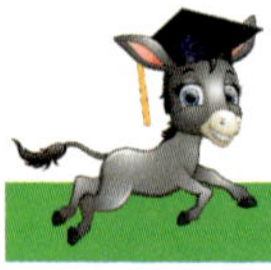

Wissenschaftliche Fakten

Ein Vergleich zeigte, dass eine 3-prozentige Knoblauch-Lösung am effektivsten ist, um die Zahnbürste mikrobiell zu reinigen. Folgende Lösungen und Verfahren testeten die Forscher: 0,05-prozentige Cetylpyridiniumchlorid-, 0,2-prozentige Chlorhexidin-Lösung, 0,2-prozentige Teebaumöl-Lösung und UV-Licht.[103] Viele Menschen störten sich am bitteren Geschmack gerade von Knoblauch, Teebaumöl und Chlorhexidin.[104] UV-Licht zeigt eine gute Wirkung gegen einige Bakterien, Hefen und Viren.[105]

Risiken des Zähneputzens

Eine fehlerhafte Anwendung der Zahnbürste kann zu Verletzungen sowohl der Zahnhartsubstanz als auch der umgebenden Gewebe führen. Die Folgen können sein: Zahnfleischwunden, Rückgang des Zahnfleisches und des Knochens sowie Zahndefekte.[106] Zudem können Zähne überempfindlich werden. Das betrifft meist eher die linke Seite. Ursächlich ist, dass Rechtshänder einfacher und gründlicher auf dieser Seite putzen[107] und dadurch unbewusst hier oft mehr Kraft und Zeit aufwenden.

Fazit

Vermeiden Sie Folgendes, um die Gefahren des Zähneputzens gering zu halten:

- Verwenden Sie *keine* defekte Bürste (z. B. mit verbogenen Borsten).
- Verwenden Sie *keine* stark schmirgelnde Zahncreme, die viel von der Zahnoberfläche abtragen kann. Untersuchungen haben immer wieder gezeigt, dass für die Abtragung von Zahnhartsubstanz eher der Gehalt an Reibe- und Schleifkörpern in der Zahnpasta verantwortlich ist als die Härte der Zahnbürste.[108] Dabei dient die Zahnbürste als Vehikel, das die Schleifwirkung der Zahncreme moduliert. Dies ist u. a. abhängig vom Typ der Zahnbürste, der Härte der Borsten, davon, ob die Bürsten abgerundet sind, und von der Art der Borsten.[109]
- Putzen Sie Ihre Zähne *nicht* zeitnah nach dem Konsum von Säuren: Die Entfernung von durch Säuren angelöster Zahnhartsubstanz hängt nachweislich auch vom Bürstendruck ab.[110]

Beachten Sie Folgendes, um die Gefahren des Zähneputzens gering zu halten:

+ **Warten Sie** mindestens **½ Stunde**, besser **1 Stunde nach dem Essen und/oder Trinken**, bevor Sie Mundpflege betreiben.
+ **Direkt nach dem Essen können Sie Öl ziehen**, den Mund mit Wasser ausspülen, zuckerfreien Kaugummi (am besten mit Xylitol; siehe Infokasten Seite 27 f.) kauen. All das reduziert die Säurebelastung und regt den Speichelfluss an.
+ Verwenden Sie eine funktionsfähige Bürste mit intakten Borsten.
+ Arbeiten Sie mit so viel Druck wie nötig und so wenig Druck wie möglich.

Beginnen Sie mit dem Zähneputzen an der Zahninnenseite hinten (als Rechtshänder rechts und als Linkshänder links). Verwenden Sie eine schonende, fluoridfreie Zahncreme.

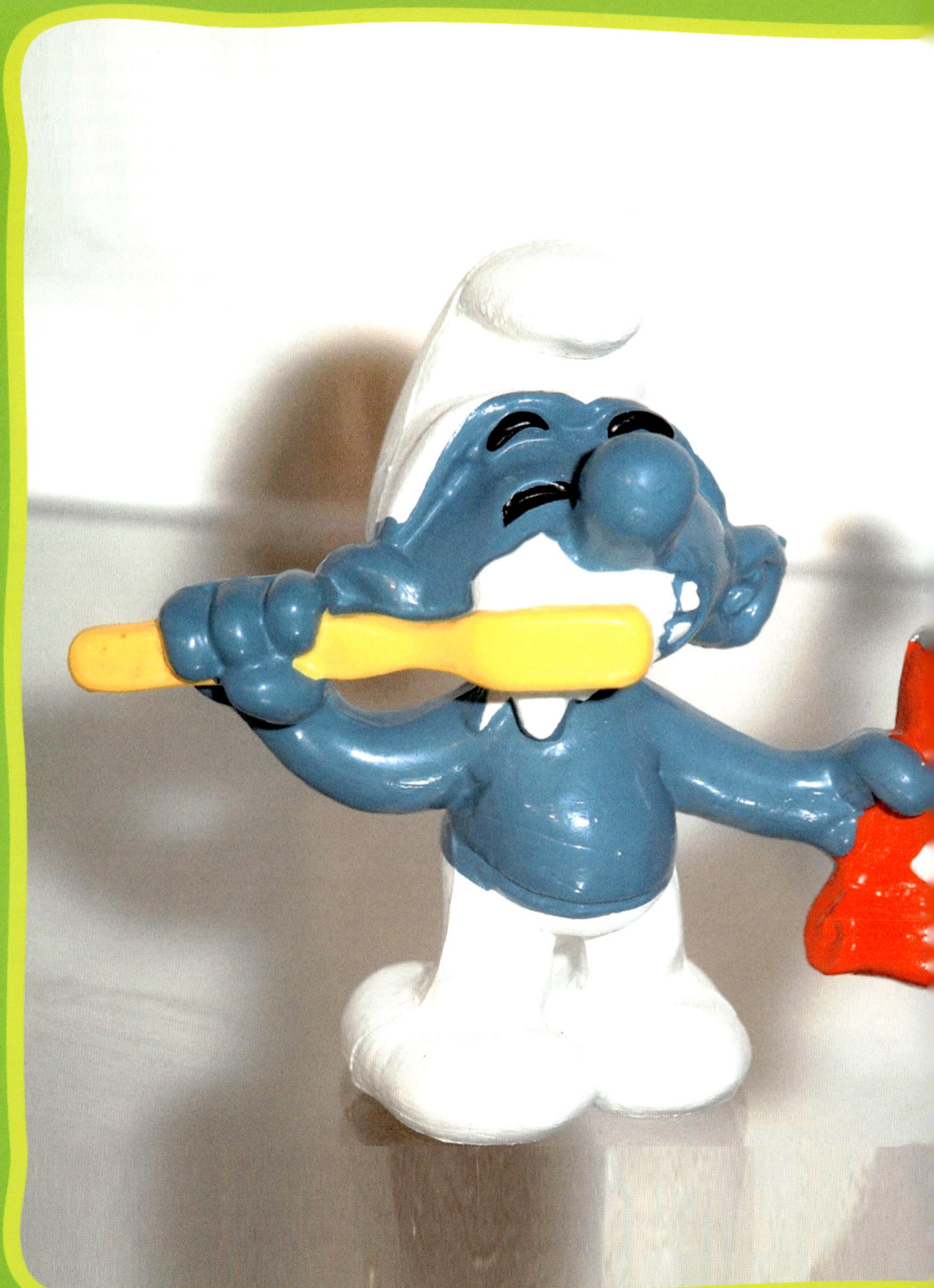

Zahnpasta – Was drin ist und wie es wirkt

In diesem Kapitel lernen Sie, wieso Sie unbedingt die Finger von fluoridhaltigen Zahncremes lassen sollten, denn Fluoride schützen nicht vor Karies und anderen Erkrankungen im Mund, sondern im Gegenteil: Sie schädigen die menschliche Gesundheit. Die gute Nachricht ist: Es gibt gute Alternativen. Sie lesen, was Zahncremes leisten und welche Risiken und Nebenwirkungen sie haben können. Hier werden Sie darüber aufgeklärt, was gegen Plaque, Zahnstein, Gingivitis und Zahnfleischbluten sowie Parodontitis hilft; welche Stoffe vor Säure schützen und die Remineralisierung der Zähne unterstützen; was Sie für weißere Zähne, bei empfindlichen Zähnen und zur Entgiftung im Mund tun können.

Zahnpasta – Was drin ist und wie es wirkt

Ein kurzer historischer Rückblick

Die Geschichte der Zahnpasta begann wahrscheinlich in der Zeit zwischen 300 und 500 v. Chr. in China und Indien. Als Putzkörper wurden zu jener Zeit zerkleinerte Knochen, Eier- oder Austernschalen verwendet.[1] Außerdem gab es Zahnpuder aus Holzkohle, Baumrinde, Salz und einigen Aromen.[2] Anfang des 19. Jahrhunderts entstanden Zahncremes, die Bestandteile wie Seife und Kalk enthielten. Im Jahr 1873 startete die erste Massenproduktion und 1914 wurde zum ersten Mal Fluorid in Zahnpasten hineingemischt. Die amerikanische Vereinigung der Zahnärzte ADA (*American Dental Association*) kritisierte diese Praxis zunächst, bevor sie im Jahr 1960 ihre Zustimmung gab.[3]

Nach dem Zweiten Weltkrieg ersetzte man die Seife durch Tenside („Schäumer") wie Natriumlaurylsulfat.[4] Außerdem wurden die Rezepturen komplexer und durch Emulgatoren wie Glycerin oder Polyethylenglycol erweitert. Emulgatoren sind Stoffe, die dafür sorgen, dass sich zwei nicht ineinander lösliche Flüssigkeiten, beispielsweise Öl und Wasser, verbinden.[5]

Fluoridierte Zahncremes – Hopp oder top?

Finger weg von fluoridhaltigen Zahnpasten in der Schwangerschaft …

Als wissenschaftlich erwiesen gilt, dass Fluoride, mit denen man in der Schwangerschaft Kontakt hat, zum Fötus gelangen. Dabei beträgt die Fluorid-Konzentration in der Plazenta etwa 60 Prozent von der im Blutkreislauf der Mutter.[6] Das sich entwickelnde Gehirn des Fötus ist allerdings wesentlich stärker durch Fluoride gefährdet als das bereits entwickelte Gehirn,[7] dieser Hinweis stammt aus der renommierten medizinischen Fachzeitschrift *The Lancet*.[8]

Trotz alledem werden wir als Zahnärzte aufgefordert, Schwangeren, die ein hohes Kariesrisiko haben, hoch konzentrierte Fluoride auf den Zähnen zu verteilen. Was für ein Irrsinn! Es ist Fakt, dass Fluoride die Ausformung wie die Vernetzung der Nerven des Ungeborenen stören.[9] Zudem wird das Gehirn anfälliger für andere Gifte. Die Folgen für das Kind können Verhaltensstörungen, Intelligenzminderungen, Antriebs- und Entschlussschwäche sein.[10] Darüber hinaus tragen Fluoride im Mutterleib zu Knochenbildungsstörungen des Ungeborenen bei.[11]

Hierzu eine interessante Studie mit Schwangeren, die ein hohes Kariesrisiko (eine hohe Rate des Hauptkarieserregers *Streptococcus mutans*) aufwiesen. Die Frauen wurden in zwei Gruppen eingeteilt. In der ersten Gruppe erhielten sie vom 6. Schwangerschaftsmonat bis zur Geburt des Kindes Xylitol-Kaugummi (zu „Xylitol" siehe Infokasten Seite 27 f.). Die Mütter dieser Gruppe kauten auch nach der Geburt - bis das Kind 3 bis 24 Monate alt war - weiter Xylitol-Kaugummis. Die Vergleichsgruppe erhielt Fluoride und Chlorhexidin-Anwendungen. Fluoride und Chlorhexidin gelten in der Zahnmedizin als die Produkte, die Karies am wirksamsten vorbeugen. Das Ergebnis war das folgende: In der Gruppe, in der die Mütter Xylitol-Kaugummis gekaut hatten, hatten die Kinder länger ein kariesfreies Gebiss als in der Vergleichsgruppe.[12]

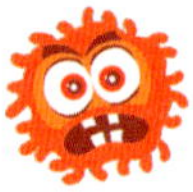

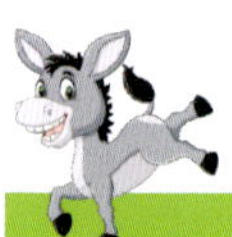

Probieren geht über Studieren!

Kauen Sie in der Schwangerschaft – bis Ihr Kind einige Monate oder Jahre alt ist – Xylitol-Kaugummis (zu "Xylitol" siehe Infokasten Seite 27 f.)! Damit verringern Sie als Mutter in Ihrem Mund die für Ihre Zähne gefährlichen Karieserreger und damit die Übertragung auf den Mund Ihres Kindes. So schützen Sie die Kinderzähne nachweislich vor Karies.

… und für Kinder bis zum 6. Lebensjahr!

In den ersten sechs Lebensjahren eines Kindes bilden sich die Zahnkronen der bleibenden Zähne aus. Fluorid-Verbindungen reagieren mit Kalzium in Knochen und Zähnen und verändern deren Struktur, was zu Rissen im Zahnschmelz führen kann, die ein Großteil der Bevölkerung auch tatsächlich hat. Bei stärkerer Fluorid-Belastung zeigen sich Verfärbungen (*Fluorosen*) bis hin zu Löchern in den Zähnen. Ob ein Loch im Zahn durch Karies, durch Säureaufnahme von außen oder durch eine Fluorid-Einnahme entstanden ist, die Folgen bleiben die gleichen: Der Zahn hat einen Defekt, der ausgebessert werden muss.

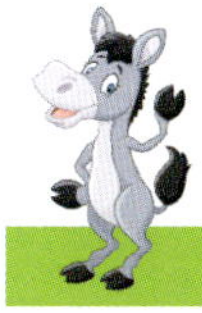

Persönliche Erfahrungen vom Mundgesundheits-Coach

Jahrelang empfahl ich meinen Patienten fluoridierte Zahncremes und ich selbst verwendete sie ebenfalls. So hatte ich es gelernt und so wurde es auf Fortbildungen zum Thema „Prophylaxe" gepredigt. Ich handelte damals nach bestem Wissen und Gewissen, aber eigene Erkrankungen und wissenschaftliche Recherchen sollten mich eines Besseren belehren. Es stellte sich heraus, dass ich mit Fluoriden in Wahrheit nicht vorbeuge, sondern Erkrankungen der Zähne, des Zahnhalteapparates, des Mundes und des ganzen Organismus eher begünstige … Lesen Sie im Folgenden selbst noch mehr darüber, was wissenschaftliche Untersuchungen gezeigt haben.

Wie gefährlich sind Fluoride tatsächlich?

Das Element Fluor gilt als hochgiftig. In der Fachpresse für Zahnärzte und zahnmedizinische Prophylaxe-Asistentinnen wird erklärt, Fluor sei – genau wie Chlor – ein extrem reaktionsfreudiges Gas und daher giftig. Anders verhalte es sich bei den Salzen dieser Elemente. So sei die bekannteste Chlor-Verbindung, Natriumchlorid (Kochsalz), eine Substanz, die der Körper sogar brauche. Ähnlich verhalte es sich mit Natriumfluorid, dem am weitesten verbreiteten Wirkstoff in der Kariesprophylaxe. Daher solle man im Gespräch mit Patienten darauf achten, auch Fluoride als Salze zu bezeichnen, um ihre Unbedenklichkeit zu verdeutlichen.[13]

Da Natriumfluorid (NaF) mit am häufigsten in Zahncremes vorkommt, hier einige interessante Studienergebnisse zur radioaktiv markierten Variante (^{18}F-NaF) und zur Langzeitwirkung von Fluoriden, die mehr als deutlich zeigen, was Fluoride im menschlichen Körper anrichten können.

Als vorteilhaft gilt, dass ^{18}F-NaF schnell in die Knochen aufgenommen wird, da sich auf diesem Weg beispielsweise osteoporotische Veränderungen sowie Metastasen von Brust- und Prostatakarzinomen nachweisen lassen.[14] Auch als Inhaltsstoff von *Osteoporose*-Medikamenten setzt man Natriumfluorid ein. Dabei stabilisieren die Fluoride den Knochen nicht, sondern machen ihn noch spröder. Auf dem Röntgenbild erscheint der Knochen zwar gut mineralisiert, tatsächlich verliert er aber an Elastizität und die Gefahr einer Fraktur nimmt zu.[15]

Interessant ist, dass Forscher eine Relation zwischen der Fluoridierung des Trinkwassers und dem erhöhten Auftreten von Knochen- und Hüftfrakturen[16] sowohl in den USA[17] als auch in Großbritannien feststellten.[18] Mit diesem Wissen verwundert es nicht, dass Kinder, die eine *Dentalfluorose* haben, sich häufiger die Knochen brechen als Gleichaltrige ohne *Dentalfluorose*.[19] Übrigens traten in Gebieten mit erhöhter Fluorid-Konzentration im Trinkwasser bei Jugendlichen gehäuft *Osteosarkome*, eine bösartige Form des Knochenkrebses, auf.[20]

Doch die Gefahr für Körper und Leben beschränkt sich nicht nur auf die harten Gewebe wie Zähne und Knochen: ^{18}F-NaF bindet sich zudem selektiv an mikroskopisch kleine Verkalkungen in den Herzkranzgefäßen[21] und an arteriosklerotische Veränderungen der Halsschlagader. Gerade diese Ablagerungen stellen ein hohes Risiko für eine *Ruptur* (einen Riss im Gewebe) dar,[22] die hier lebensbedrohlich sein kann. Was ist, wenn die jahrelange Aufnahme von Fluorid diese Rupturen begünstigt? Tatsächlich ist bekannt, dass Fluoride zu einer Vergiftung des Herzens und der Gefäße beitragen.[23]

Radioaktives Natriumfluorid bindet sich ebenfalls an absterbende Gewebeareale im Gehirn,[24] was zeigt, dass es sogar die Blut-Hirn-Schranke überwinden kann. Wissenschaftler weisen auf den Zusammenhang zwischen Fluoriden und *Parkinson* sowie *Alzheimer* hin.[25]

Besonders kritisch wird es, wenn Fluoride mit Aluminium reagieren.[26] Daher warnt sogar die Weltgesundheitsorganisation (WHO) davor, Aluminiumfilter zu verwenden, um Fluoride aus dem Wasser zu entfernen, denn dabei bildet sich Aluminiumfluorid, das wesentlich gefährlicher für die Nerven und das Gehirn ist als Natriumfluorid.[27] Zudem reagiert das Gehirngewebe auf Fluoride auch mit Entartungen: Wissenschaftler stellten in Bereichen, in denen das Trinkwasser fluoridiert wird, einen Anstieg der Gehirntumorrate fest.[28]

Natürlich ist es ein Unterschied, ob eine Substanz gespritzt, geschluckt oder nur im Mund angewendet wird. Andererseits ist vielen Menschen bekannt, dass man bei einem *Angina Pectoris*-Anfall Medikamente rasch über die Mundschleimhaut (als Spray oder als Kapsel, unter die Zunge gelegt) aufnimmt. Was ich damit sagen möchte: **Selbst wenn Sie nur Ihre Zähne putzen, nimmt der Körper die in der Zahnpasta enthaltenen Stoffe auf.** Dabei lagern sich kleinste Mengen über die Jahre in Geweben ab und können dort hohe Konzentrationen erreichen und in der Folge gesundheitliche Schäden verursachen.

Fluoride – Radikale Extremisten im menschlichen Körper

Ganz allgemein produzieren Fluoride oxidativen Stress und damit freie Radikale. Diese zerstören Zellwände, unsere Energiekraftwerke (die Mitochondrien) und unser Erbgut. Daher verwundert es nicht, dass folgende Symptome und Erkrankungen in Zusammenhang mit Fluoriden diskutiert werden: ADHS (**A**ufmerksamkeits**d**efizit-**H**yperaktivitäts**s**törung), Allergien, frühzeitiges Altern, Alzheimer, Blutarmut (*Anämie*), *Arteriosklerose*, Atemwegserkrankungen, Autismus, Autoimmunerkrankungen, Bandscheibenprobleme, Bluthochdruck, Demenz, Depression, *Diabetes*, Früh- bzw. Fehlgeburt, Hormonstörungen, Intelligenzminderung, Knochenerkrankungen, Krebs, Magen-Darm-Erkrankungen, *multiple Sklerose*, Muskelprobleme, Nervenprobleme, Nierenerkrankungen, *Parkinson*, *Restless Legs*-Syndrom*, Schlaflosigkeit, Schlaganfall und Unfruchtbarkeit.

Diese Thematik wird in meinem Buch *Raus aus der Fluorid-Falle!* ausführlich und wissenschaftlich fundiert dargestellt. Jeder von uns sitzt in dieser Falle, egal ob er fluoridierte Mundpflegeprodukte verwendet oder nicht. Denn: Die Fluorid-Gefahr geht von Tee, Trinkwasser, Salz, Medikamenten, Luftverschmutzung und vielem mehr aus. In der zweiten Hälfte des genannten Buches finden Sie einfache Möglichkeiten, um Fluorid-Vergiftungen entgegenzuwirken.

„Fluoride fördern die Zahngesundheit" – Das ist wissenschaftlich widerlegt!

Schützen Fluoride vor Säuren?

Karies entsteht dadurch, dass Mikroorganismen während der Verdauung von Nahrungsbestandteilen (hauptsächlich Kohlenhydraten) Säuren (z. B. Milchsäure) bilden. Wirken diese Säuren über längere Zeit auf unsere Zähne ein, können der Speichel und seine Mineralstoffe (Kalzium und Phosphat) entstehende Mikrolöcher nicht mehr flicken und dann bricht irgendwann die Zahnhartsubstanz ein: Es entsteht ein Loch im Zahn.[29]

* Bewegungsstörung durch Missempfindungen und einen Bewegungsdrang in den Beinen und Füßen mit unwillkürlichen Bewegungen, verstärkt in der Nacht

Neben der Säurebildung durch Mikroorganismen gibt es auch Säuren nichtmikrobiellen Ursprungs, die unsere Zähne angreifen. Hier spricht man von „Erosionen". Diese Säuren können aus dem Körperinneren (etwa in Form von Magensäure durch Erbrechen) oder von außen durch Nahrung (z. B. Obst) und Getränke (z. B. Cola) auf die Zähne gelangen.

Angeblich sollen Fluoride den durch Säuren verursachten Verlust an Mineralstoffen in der Zahnsubstanz unterbinden und die Löslichkeit der Zahnhartsubstanzen herabsetzen, indem sie die natürlichen menschlichen Schmelzkristalle in Fluorapatit umwandeln. Und Fluorapatit soll noch bei einem pH-Wert von 4,5 resistent gegen Säure sein.[30] Der pH-Wert von Cola-Getränken liegt jedoch zwischen 2,0 und 3,0 und damit deutlich unter 4,5. Viele weitere Nahrungsmittel (etwa Obst, Fruchtsäfte, Essig, Wein, Eistee) verursachen einen Abfall des pH-Werts auf der Zahnoberfläche unter diesen Wert. Magensäure hat sogar einen pH-Wert von 1,0 bis 1,5[31] (siehe Seite 21). Daher wirken Fluoride hier nicht. Untersuchungen bestätigen, dass fluoridierte Zahncremes im Vergleich mit Placebos quasi **keinen** Schutz vor Säureangriffen bieten.[32]

Nach der Theorie, dass Fluorapatit die Zahnhartsubstanzen vor Säureangriffen bewahrt, müsste ein Zahn, der aus diesem Material besteht, ja vor einer Demineralisierung und somit auch vor Karies geschützt sein, oder? Zur Überprüfung nahmen Forscher Haifischzähne, die quasi komplett aus Fluorapatit bestehen. Diese Zähne setzte man im Labor Bedingungen aus, die beim Menschen zu Karies führen. Das Ergebnis: Auch diese Zähne faulten und bekamen Löcher.[33] **Fluorid-Verbindungen sind also kein Panzer, der die Zähne vor Demineralisierung durch Säuren schützt.** Daher ist es ganz wichtig: Bitte Finger weg von Fluorid-Präparaten!

Warnung: Übrigens haben hoch konzentrierte **Fluoridierungsmittel** wie beispielsweise *elmex® gelée* häufig selbst einen pH-Wert, der im sauren Bereich liegt. Sie **sind** so **aggressiv**, dass Keramikkronen bereits durch eine einmalige Anwendung ihren Glanz unwiederbringlich verlieren können.

Zudem breitet sich Karies laut einer Untersuchung gleich rasch aus, unabhängig davon, ob der Zahn einen sehr geringen oder einen hohen Fluorid-Gehalt hat.[34]

Unterstützen Fluoride die Remineralisierung?

Es gibt Untersuchungen, die zeigen, dass Fluoride bei der Reparatur von Zähnen hilfreich sind. Voraussetzung ist jedoch, dass Mineralstoffe aus dem Speichel auch zur Verfügung stehen.[35] Anders ausgedrückt: **Ohne Speichel funktionieren Fluoride nicht!** Bei einem geringeren Speichelfluss bieten Fluoride keinen Schutz vor einer Auflösung der Zähne und sie unterstützen die Reparatur der Zahnhartsubstanzen nicht.[36]

Zu beachten ist auch, dass die Fluorid-Verbindungen das Eindringen von Mineralstoffe des Speichels in tiefere Schichten verhindern.[37] Anders sieht das ohne Fluoride aus: Dann können Kalzium und Phosphat-Ionen aus dem Speichel auch in die Tiefe der Zahnstrukturen gelangen. Voraussetzung ist, dass der Speichel genügend Mineralstoffe enthält. Zudem braucht er ausreichend Zeit, um seine Arbeit verrichten zu können. Das geht natürlich nur, wenn die Zähne nicht ständig von Säuren umspült werden, wie es beispielsweise beim permanenten Konsum von Softdrinks geschieht.

Reduzieren Fluoride säurebildende Karieserreger?

Hier ist die Datenlage uneinheitlich: Manche Untersuchungen zeigen, dass Fluoride direkt auf den Hauptkarieserreger *Streptococcus mutans* wirken,[38] was andere Studien jedoch nicht bestätigen konnten.[39] Die Ergebnisse beruhen möglicherweise auf unterschiedlichen Fluorid-Konzentrationen.

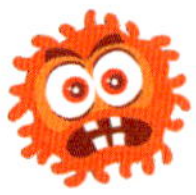

Um das Wachstum von Streptokokken zu hemmen, sind 100 bis 200 ppm (*parts per million*) Natriumfluorid im Zahnbelag erforderlich. Um die Bakterien zu töten, braucht es sogar die 30-fache Konzentration. Solch hohe Spiegel sind im Labor erreichbar, bei lebenden Menschen aber unrealistisch. Zudem sind die Erreger in der Lage, sich an Fluorid anzupassen, was die Wirksamkeit von Fluorid wiederum einschränkt.[40]

Außerdem ist bekannt, dass die antibakterielle Wirkung hier nicht primär auf den Fluoriden, sondern auf den Bindungspartnern wie Amin- oder Zinn-Ionen[41] und Zinksalzen beruht.[42] Während Fluoride der Gesundheit nachweislich massiv schädigen, ist Zink ein Stoff, den der Körper für viele Stoffwechselprozesse benötigt.

Fazit

Fluoride allein bieten **keinen** Schutz vor Säuren und keinen Schutz vor Karies auslösenden Bakterien. Der Demineralisierungsschutz tritt nur auf, wenn der pH-Wert über 4,5 liegt. Der vieler Säuren liegt jedoch deutlich darunter (siehe Tabellen Seite 26 und 135). Der Remineralisierungseffekt von Fluoriden beruht nur auf einer dünnen Schicht, die zudem vom Speichel abhängig ist. Ohne Speichel wirken Fluoride nicht! Zu einer Reduzierung von Erregern kommt es erst bei einer hohen Fluorid-Konzentration.

Für mich gibt es keinen nachvollziehbaren Grund, der dafür spricht, Fluoride – egal in welcher Konzentration – einzusetzen. Im Gegenteil: Ich betrachte es erwiesen, dass wir alle, wenn wir Fluoride zu uns nehmen, riskieren, unseren Körper auf vielfältige Weise zu schädigen.

Fluoridfreie Zahncremes – Ihre Wirkungen und Inhaltsstoffe

Im Folgenden finden Sie Informationen zu den verschiedenen Wirkungsbereichen von Zahncremes, für die natürlich deren unterschiedliche Inhaltsstoffe verantwortlich sind. Sie sind wirksam gegen Plaque, Zahnstein, *Gingivitis* und Zahnfleischbluten sowie *Parodontitis*; dienen als Schutz vor Säure und unterstützen die Remineralisierung von Säuredefekten (siehe Seite 134), werden zum Aufhellen verfärbter Zähne verwendet; helfen bei empfindlichen Zähnen; fördern den Detox-Effekt im Mund und schenken Atemfrische.

Außerdem erfahren Sie, welche allgemeinen Risiken und Nebenwirkungen es bei der Verwendung von Zahncreme gibt, und Sie erhalten eine Liste von empfehlenswerten fluoridfreien Zahncremes mit ihrem jeweiligen Wirkungsspektrum.

Es tauchen bei den unterschiedlichen Wirkungen von Zahncremes immer wieder auch Studien zum Thema „Fluorid" auf, da diese in der Zahnmedizin leider noch immer als Standard gelten. Aus bereits dargestellten Gründen finde ich es jedoch **in hohem Maße fahrlässig**, diese **Fluorid-Produkte** auch nur in Spuren **anzuwenden**. Der weitaus größte Teil der erwähnten Untersuchungsergebnisse belegt, dass Fluoride meist nicht halten, was die Werbung verspricht.

Plaque (Zahnbelag) entfernen und verhindern

Zahnbelag führt zu vielen Problemen: Eine Reaktion des Zahnfleisches auf Plaque ist, dass es sich entzündet und blutet. Greift die Entzündung auf den Zahnhalteapparat über, wird dieser zerstört. Die Folge ist *Parodontitis*. Zudem ist der Belag an der Entstehung von Karies beteiligt. Daher gehört es zu den wichtigsten Aufgaben einer Zahncreme, der Bildung von Plaque entgegenzuwirken und/oder diese möglichst einfach und rasch zu entfernen.

Die im Folgenden genannten Aromaöle, Putzkörper, Schaumbildner und Zuckeralkohole dienen dazu, Zahnbelag zu verhindern, indem sie die Bildung von Biofilm hemmen, oder bereits bestehenden Belag zu lösen und zu beseitigen:

Aromaöle, die der Kontrolle der Plaque dienen, enthalten Menthol (Minze, Pfefferminze) und Thymol.[43] Das im Handel erhältliche *AJONA® Stomaticum*-Zahncremekonzentrat enthält eine ganze Reihe von Aromaölen.

Putzkörper sind Schmirgelstoffe, die dabei helfen sollen, Ablagerungen zu beseitigen.

Chitosan wird aus Pilzen oder den Panzern von Krustentieren gewonnen.[44] Wie Cellulose ist Chitosan ein schnell nachwachsendes Biopolymer. Es ist daher so gut wie unbeschränkt verfügbar. Chitosan hemmt zum einen die Bildung von Biofilm und zerstört ihn andererseits.[45] Die Firma *Chitdodent* vertreibt Zahncremes mit Chitosan (siehe Anmerkung mit dem Verweis „Achtung!", Seite 136).

Hydroxylapaptit (z. B. in *KAREX* und *Dr. Wolff's Biorepair® milde Zahncreme*) hemmt die Biofilmbildung am Zahnschmelz.[46]

Zinkcitrat verringert die Bildung von Plaque und wirkt Zahnfleischentzündungen entgegen.[47]

Die **Salze** Natron (Natriumbikarbonat, $NaHCO_3$), (Natriumchlorid, NaCl) und Soda (Natriumkarbonat, Na_2CO_3) dienen als Putzkörper in Zahncremes. Zahncreme, die Natriumbikarbonat (z. B. *Weleda Sole-Zahncreme*, die jedoch auch Milchzucker und Ethanol enthält und daher sowohl für Milchallergiker als auch für Alkoholkranke ungeeignet ist) enthält, hinterlässt einen frischen, angenehmen Geschmack. Sie erzeugt einen alkalischen pH-Wert, der dafür sorgt, dass die Säure der Plaque reduziert wird, eine Kariesreduktion konnte aber nicht nachgewiesen werden.[48]

Manche Menschen nutzen diverse Salze, um ihre Zähne zu säubern. Bitte verzichten Sie darauf, da die Reinsubstanzen recht abschmirgelnd sind. Sie reiben sich also mit der Zeit Ihre Zahnhartsubstanz weg. Dabei werden die Zähne durch den fehlenden Schutz empfindlicher, denn die Nerven liegen näher unter der Oberfläche. Der prozentuale Anteil von Salz in Zahncremes liegt bei etwa 5 Prozent.[49] Neben dem Effekt als Putzkörper regen Salze den Speichelfluss an, wodurch sie den Mund reinigen und Säuren neutralisieren.[50]

Schaumbildner sind Tenside oder Detergenzien. Sie senken die Grenzflächenspannung von flüssigen Substanzen, hauptsächlich von Wasser, wodurch Oberflächen besser benetzt werden können. Ähnlich wie Seifen bestehen die Schaumbildner aus einem Teil, der wasserliebend ist – sich somit gern damit verbindet –, und einem Teil, der Wasser nicht so mag, der es abstößt. Letzterer bevorzugt Fette oder Luft. Tenside stellen also eine Brücke zwischen sich sonst abstoßenden Stoffen her.[51]

Tenside werden in Zahncremes verwendet, weil sie

- **die Reinigungswirkung unterstützen**, indem sie den Belag in Lösung halten und ihn daran hindern, sich fester an die Zähne zu heften. Dies erleichtert die Beseitigung von Plaque;
- **als Lösungsvermittler wirken**, d. h., sie helfen, die unterschiedlichen Inhaltsstoffe der Zahnpasta, die teils wasserlöslich, teils wasserunlöslich sind, in Lösung zu bleiben;
- **Schaum bilden** und dieser bewirkt ein Frischegefühl im Mund und
- **die Oberflächenspannung senken**, wodurch die in Flüssigkeiten enthaltenen Wirkstoffe einfacher in entlegene Bereiche des Mundes vordringen können.[52]

Bei Aminfluoriden, Betainen und Natriumlaurylsulfat handelt es sich um ***Detergenzien***, die in Zahncremes zu finden sind. **Aminfluorid** wirkt als

Schaumbildner. Daher enthalten manche fluoridierten Zahncremes keine zusätzlichen Schaumbildner.[53] **Betaine** sind nur gering toxisch und gut hautverträglich. Man findet sie in Kinderzahncreme und anderen Kosmetikprodukten wie Shampoos.[54] Empfehlenswert sind sie auch für Menschen, die häufiger unter *Aphthen* und/oder Lebensmittelallergien leiden, denn sensible Schleimhäute vertragen diese Schaumbildner meist gut.[55] *Muskanadent*-Zahnpasta beispielsweise enthält Betaine als Schaumbildner. Ein weiterer Inhaltsstoff dieser Zahncreme ist *Niem* (siehe Seite 73 ff.), eine ayurvedische Heilpflanze, die natürlicherweise Fluoride enthält. Ob die Zahncreme wirklich (wie vom Hersteller angegeben) fluoridfrei ist, müssten unabhängige Laborstudien zeigen.

Natriumlaurylsulfat wird häufig in Zahncremes verwendet. Meist findet sich auf der Verpackung die englische Bezeichnung: *Sodium Lauryl Sulfate* oder ihre Abkürzung SLS. Es ist geschmacklich neutral und kostengünstig.[56] Natriumlaurylsulfat ist beispielsweise in *AJONA® Stomaticum*-Zahncremekonzentrat enthalten. Als Nebenwirkung kann es zur Abstoßung der obersten Zahnfleischschicht und sogar zu einer Geschwürbildung kommen.[57] In Verbindung mit Chlorhexidin bilden sich schlecht lösliche inaktive Salze.[58] Wenn Sie Zahncremes mit Natriumlaurylsulfat und Produkte mit Chlorhexidin verwenden wollen, dann nur in einem Abstand von mehreren Stunden. Menschen, die unter Lebensmittelallergien und/oder *Aphthen* leiden, sollten auf Natriumlaurlysulfat verzichten. Als Alternative empfehlen sich betainhaltige Zahncremes.[59]

Auch **Zuckeralkohole** können Zahnbelag reduzieren. Jedoch wurden die Studien meist mit Süßigkeiten und nicht mit Zahncremes durchgeführt. Es ist vielen bekannt, dass Xylitol (siehe Infokasten Seite 27 f.) nachweislich Belag, den Hauptkarieserreger sowie die Karieshäufigkeit reduziert und remineralisierend wirkt.[60]

Spannend ist, dass der Zuckeralkohol Erythritol nach 3 Jahren sowohl Zahnbelag wie auch *Streptococcus mutans* besser verringerte als Xylitol

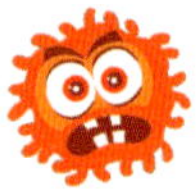

allein.[61] Es gibt auch Hinweise in der Literatur, dass die Kombination von Erythritol und Xylitol noch effektiver ist, um Karies zu reduzieren, im Vergleich zu einem der genannten Zuckeralkohole allein.[62] Zahncremes, die Xylitol enthalten sind *KAREX* Zahnpasta und *Dr. Wolff's Biorepair® milde Zahncreme*. Eine Erythritol-Zahnpasta gibt es von *Chitodent®*.

Die Bildung von Zahnstein hemmen

Zahnstein ist mineralisierter Zahnbelag. Um die Mineralisierung zu hemmen, setzt man unterschiedliche chemische Zusatzstoffe ein:

Amin- und Zinnfluorid beispielsweise hemmen die Zahnsteinbildung. Dabei geht die Wirkung *nicht* vom Fluor-, sondern vom Zinn- und Amin-Ion aus.[63]

Außerdem hemmen **Phosphate** (Polyphosphate, Phosphonate, Pyrophosphat),[64] **Zinnsalze**, **Zinkverbindungen** (Zinkchlorid, Zinkcitrat, Zink-PCA) und das Copolymer **Polyvinylmethylether-Maleinsäure** (PVM/MA)[65] die Mineralisierung von Zahnbelag in Zahnstein. Von den genannten Stoffen ist meines Erachtens Zink der natürlichste und zudem ein Element, das der Körper braucht. In Zahnpasta ist es bereits seit Längerem als Inhaltsstoff gegen Zahnstein zu finden.[66] *KAREX* und *Dr. Wolff's Biorepair® Zahncreme plus* sind Zahncremes, die Zink und Pyrophosphat enthalten.

Es kann auch sehr sinnvoll sein, den Magnesium-Haushalt* des Körpers überprüfen und optimal einstellen zu lassen. Dadurch lassen sich nicht nur Zahnstein, sondern auch Nierensteine auflösen. Auf dieses Thema gehe ich in meinem Buch *Raus aus der Fluorid-Falle!* näher ein.

Untersuchungen zu Zahnstein und Magnesium-Haushalt sind mir noch keine bekannt. *Wilms® PinusMineral*-Zahncreme enthält Magnesiumoxid.

---

* Der Blut-Serum-Magnesium-Spiegel ist hier kaum aussagekräftig. Besser ist es, den Magnesium-Wert der roten Blutkörperchen [*Erythrozyten*] zu bestimmen. Magnesium ist ein Mineral, das sich überwiegend in der Zelle befindet, im Serum hingegen liegt nur etwa 1 Prozent des Magnesiums vor.

Zahnfleischentzündungen und -bluten verhindern bzw. heilen

Zahnfleischbluten ist ein Symptom einer Zahnfleischentzündung (zur Entstehung von *Gingivitis* (siehe Seite 28 ff.).

Fluorid kann Zahnfleischerkrankungen verursachen:[67] Bei der Verwendung von hoch konzentrierten Fluorid-Produkten können sich Zahnfleischentzündungen und sogar Zahnfleischgeschwüre bilden, die mit erhöhtem Zahnfleischbluten einhergehen.[68]

Zinkcitrat hemmt Plaque und Zahnfleischentzündungen.[69]

Hydroxylapatit reduziert Zahnfleischbluten.[70] *Biorepair® Zahncreme* enthält sowohl Zink als auch karboniertes Hydroxylapatit und hemmt die Bildung von Plaque, die zu Zahnfleischentzündungen und Zahnfleischbluten führen kann.[71]

Parodontitis entgegenwirken bzw. lindern

Wenn die Zahnfleischentzündung auf den Zahnhalteapparat übergreift und diesen zerstört, nennt man das *Parodontitis* (siehe Seite 28 ff).

Coenzym Q_{10} hilft bei Problemen mit dem Zahnhalteapparat. Es ist bekannt, dass Menschen, die an Erkrankungen des Zahnhalteapparates leiden, einen Mangel an Coenzym Q_{10} haben.[72] Coenzym Q_{10} ist ein Vitaminoid. Es kommt in allen Zellen vor, daher wird es auch Ubichinon (in der oxidierten Form) bzw. Ubichinol (in der reduzierten Form) genannt, vom lateinischen *ubiquitär*, „überall vorkommend". Es ist ein wichtiges Antioxidationsmittel und im Stoffwechsel unserer Energiekraftwerke, den Mitochondrien, essenziell. Zudem hilft Coenzym Q_{10}, Entzündungen zu reduzieren. Dabei verringert es durch freie Radikale ausgelöste Erkrankungen.[73] Doch: Fluoride bilden einerseits freie Radikale[74] und andererseits bewirken sie einen Mangel an Coenzym Q_{10}.[75]

Ein Forscher hat erkrankte Zahnfleischtaschen von Patienten auf einer Seite des Kiefers mit Coenzym Q_{10} behandelt und die andere Seite nicht.

Er konnte eine deutliche Verbesserung der behandelten Seite feststellen, die bei der unbehandelten Seite ausblieb.[76] Wenn Sie **Coenzym Q_{10} lokal anwenden** wollen, sollten Sie ein Präparat ohne Fluoride wählen (z. B. *dentoMit Zahngel* von *MSE Pharmazeutika*). Verwenden Sie einfach eine Interdentalbürste und/oder eine Zahnbürste zum Auftragen.

Hydroxylapatit verändert nicht das orale Ökosystem, sprich es tötet keine Mikroorganismen ab.[77] Vielmehr glättet es die Zahnoberfläche durch die Reparatur kleiner Schädigungen. Erregern wird es dadurch erschwert, sich an der Zahnoberfläche anzuheften,[78] was die parodontale Gesundheit verbessert.[79]

Chitosan dient der Wundbehandlung, regt die Neubildung von Knochen an, wirkt gegen Thromben und hemmt das Bakterienwachstum.[80] *Chitodent®* bietet Zahncremes mit Chitosan (siehe Anmerkung mit dem Verweis „Achtung!", Seite 136).

Eukalyptusöl wirkt entzündungshemmend, schmerzlindernd[81], wundheilend[82] und gegen eine Vielzahl von Erregern, die den Zahnhalteapparat schädigen können (*Actinobacillus actionmycetemcomitans, Fusobacterium nucleatum, Haemophilus influenzae, Porphyromonas gingivalis*).[83] *Eukalyptol* ist beispielsweise in *AJONA®* und in *KAREX Zahnpasta* enthalten.

Kiefernkernholzextrakt und Kamille (*Chamomilla*), die Inhaltsstoffe von *Wilms® PinusMineral*-Zahncremes, wirken gegen zahlreiche Erreger, die gefährlich für den Zahnhalteapparat sein können.

Vor Säureangriffen schützen, Karies und Erosion verhindern

Karies entsteht durch die Auflösung von Zahnhartsubstanz durch säurehaltige Stoffwechselprodukte von Mikroorganismen. **Erosion** beschreibt die Auflösung von Zahnhartsubstanz durch Säuren, die nicht durch den Stoffwechsel von Bakterien entstehen, sondern von innen oder außen zugeführt werden.[84] Als innere Quelle kommt die körpereigene Magensäure in Betracht, die beispielsweise beim Brechen (Schwangerschaft, Magersucht, Sodbrennen, Alkoholismus) auf die Zahnflächen gelangt. Äußere Quellen sind z. B. zucker- und säurehaltig Softdrinks.[85] (Hierzu siehe auch Seite 25 f.)

Softdrinks und ihr pH-Wert[86]

Softdrink	pH-Wert
Schweppes®	2,47
Cola-Getränke	2,5
Cola-light-Getränke	2,6
Sprite®	2,79
Fanta® Orange	2,86
Eistee	2,9
Sinalco®	2,91
Isostar®	3,58

Zu häufig am Tag zu essen verstärkt ebenfalls das Risiko von Erosion, denn der Speichel braucht Zeit, um den Zahn zu remineralisieren. Es gibt auch Medikamente, die die Erosionsgefahr erhöhen (Tranquillizer, Antihistaminika).[87]

Einen Schutz vor Erosionen zeigte *KREMO 058®* von *Dr. Pandalis*, das laut einer Untersuchung effektiver war als eine fluoridierte Mundspüllösung (*elmex® Kariesschutz Zahnspülung*).[88] *KREMO 058®* ist eine Kombination aus wildem Oregano und Blättern der wilden schwarzen Johannisbeere. Das Produkt gibt es als Mundspüllösung und als Mundreinigungspastillen.

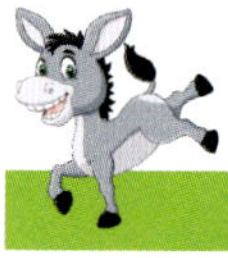

Probieren geht über Studieren!

Generell sollten Sie die Säurebelastung in Ihrem Mund möglichst umfangreich reduzieren. Eine recht einfache Maßnahme ist es, statt zuckerhaltiger Softdrinks fluoridfreies, mineralstoffreiches, stilles Wasser zu trinken.

Demineralisierung verhindern und Remineralisierung fördern

Untersuchungen zeigten, dass **Chitosan** vor Erosionen (Auflösung der Zahnhartsubstanzen infolge von Säureeinwirkungen) schützt.[89] Man spekuliert, dass es durch eine Interaktion mit dem Schmelz und den Proteinen des Schmelzhäutchens (*Pellikel*; siehe Infokasten Seite 144) einen schützenden Film bildet.[90] In einem sauren Milieu ist Chitosan positiv geladen. Vereinfacht ausgedrückt, kann es Mineralstoffe aus dem Speichel anziehen, die der Schmelz dankbar aufnimmt. So hilft es dabei, den Zahn zu remineralisieren und Mikrolöcher zu flicken.[91] Chitosanhaltige Zahnpasten bietet *Chitodent®* an. (***Achtung!*** Wer auf Krustentiere allergisch reagiert, darf diese Zahncreme nicht verwenden.)

Remineralisierende Verbindungen wie **Hydroxylapatit** und **Zink-Karbonat-Hydroxylapatit** führen zu einem Niederschlag von Mineralstoffen auf dem Zahnschmelz.[92] Diese neu gebildete Schicht glättet die Oberfläche der Zähne. Erregern wird es dadurch erschwert, an der Oberfläche anzuhaften.[93] Dabei ist der Remineralisierungseffekt vergleichbar mit dem von **Fluoriden** (Natriumfluorid, NaF).[94]

Eine drei Jahre dauernde Untersuchung mit japanischen Schulkindern zeigte, dass die Gruppe, die ihre Zähne mit Hydroxylapatit pflegte, 56 Prozent weniger Karies hatte als die Gruppe, die diesen Stoff nicht bekam.[95] Eine aktuelle Studie an fünf deutschen Universitäten ergab, dass eine Zahncreme mit Hydroxylapatit (*KAREX* Zahnpasta) mindestens genauso wirksam ist wie eine Zahncreme mit **Amin- und**

Zinnfluorid. Besonders interessant ist, dass diese Studie an Hochrisikopatienten durchgeführt wurde. Die Hydroxylapatit-Zahnpasta-Anwender zeigten in den Mittelwerten sogar eine geringere Kariesentwicklung als die Fluorid-Zahnpasta-Benutzer.[96]

Bis dato gibt es jedoch keine Belege dafür, dass die Bindung von Salzen an die Zahnhartsubstanz (Hydroxylapatit) oder der direkte Einbau von Hydroxylapatit-Kristallen aus Zahncremes zu einer deutlichen Verringerung der Löslichkeit des Schmelzes unter sauren Bedingungen führen.[97] Vielmehr wird der Niederschlag als Schutzschicht betrachtet, der die Auflösung des natürlichen Zahnschmelzes verzögert.

Info

Wer bestimmt über die Inhaltsstoffe von Zahncremes?

„Häusliche Zahnpflegepräparate sind allerdings kosmetische Mittel und unterliegen damit der europäischen Kosmetikverordnung." Epple, Enax[98]
– Zusatz der Autorin: … und ***nicht* der Medizinverordnung!**

Es ist also die europäische Kosmetikverordnung, die **Grenzwerte für Fluoride** in Zahncremes festlegt. Höhere Konzentrationen gelten als giftig. Anders ist das bei Hydroxylapatit: Von diesem Wirkstoff dürfen auch größere Mengen verwendet werden.[99]

Kalk (Kalziumkarbonat) befindet sich ebenfalls häufig in Zahncremes, da er abrasiv ist und den pH-Wert des Zahnbelags anheben kann.[100] Darüber hinaus erhöht er den Kalziumspiegel und unterstützt so die Remineralisierung von Zahnbereichen, die durch Säuren angelöst sind.[101]

Bei *GC Tooth Mousse* – mit den Wirkstoffen Kasein-Phosphopeptid und amorphem Kalziumphosphat (CPP-ACP) – konnten mehrere Studien eine Remineralisierung von initialen Schmelzläsionen belegen:[102] Eine stabilisierende Wirkung zeigte sich bei beginnender

Karies im Wurzelbereich.[103] Die Anwendung bei Kindern mit festsitzenden Spangen führte dazu, dass sich sogenannte *White Spots* (weiße Flecken, die Karies im Anfangsstadium anzeigen) besserten.[104]

Eine andere Untersuchung ergab, dass *GC Tooth Mousse* effektiver wirkte als hochdosierte Fluorid-Präparate.[105] Manche Menschen reagieren allergisch auf das in *GC Tooth Mousse* enthaltene Milchderivat Kasein. Betroffene vertragen keine Tiermilch.[106] Ebenfalls kritisch zu betrachten ist der Inhaltsstoff Titandioxid.

Info

Titandioxid – Hier lauert eine massive Gefahr für Ihre Gesundheit!

Titandioxid wird der weißen Farbe, der hohen Konsistenz wegen und als Korrosionsschutz[107] auch Zahnpasten zugesetzt. 2011 machten Berglund und Carlmark deutlich, dass es einen Zusammenhang zwischen dem Gelbe-Nägel-Syndrom und Titan gibt.[108] Samman und White beschrieben 1964 als erste eben dieses *Yellow Nail Syndrom*.[109] Symptome sind gelbe, mangelhaft ernährte Finger- und Fußnägel, Lymphödeme und Erkrankungen des Atmungstrakts. Nur 27 Prozent der Betroffenen weisen alle drei klassischen Symptome gleichzeitig auf.[110]

Ein weiteres Symptom ist der *Hydrops*, der bereits beim Neugeborenen auftreten kann. Dabei handelt es sich um vermehrte Flüssigkeitseinlagerungen. Das bedeutet, dass Titan-Verbindungen während der Schwangerschaft über die Plazenta zum Ungeborenen gelangen.[111] Forscher stellten fest, dass es im Alter von 6 bis 10 Jahren zu einem vermehrten Auftreten des Gelbe-Nägel-Syndroms kommt. Als Ursache gilt die Verwendung von Zahncremes, die Titan-Verbindungen enthalten.[112]

Die meisten Menschen mit diesem Syndrom sind zwischen 40 und 60 Jahre alt.[113] Alle Betroffenen waren Titan ausgesetzt, entweder durch Zahnimplantate oder durch andere Implantate im Körper. Bei allen ließen sich

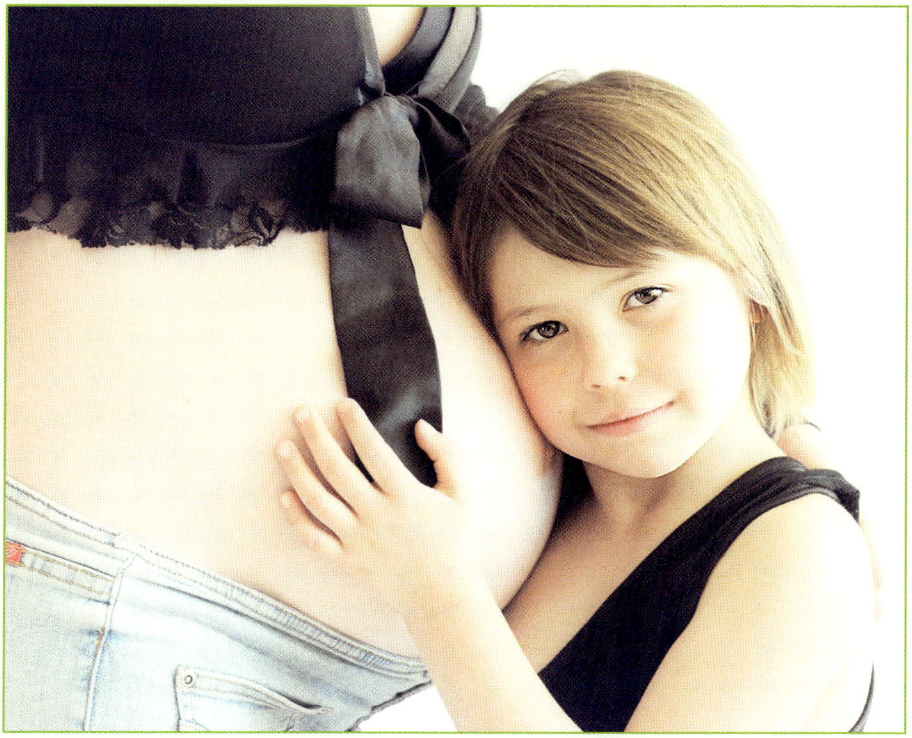

Titan-Ablagerungen in den Nägeln nachweisen. Titan-Ionen von Titan-Implantaten können wahrscheinlich verstärkt über galvanische Aktionen mit anderen Metallverbindungen wie Amalgam oder Zahngold freigesetzt werden. Auch oxidative Reaktionen mit Fluoriden tragen wohl dazu bei.[114] Wenn Sie also **Titan-Implantate** im Mund haben **und fluoridierte Zahncreme** verwenden, setzen diese Implantate verstärkt Titan-Verbindungen frei.

Darüber hinaus erfolgt eine Aufnahme von Titandioxid sowohl über das Einatmen, die Haut und den Magen-Darm-Trakt.[115] Mögliche Quellen sind Kaugummi, Kosmetika, Medikamente, Süßwaren, Sonnencremes und eben Zahncremes. Selbst manche Kinderzahncremes enthalten Titandioxid.[116]

Besonders kritisch sind nanopartikuläre Titanverbindungen zu betrachten, die beispielsweise dem Essen zugesetzt werden.[117] Während gelbe Nägel eher ein ästhetisches Problem darstellen, begünstigt nanopartikuläres Titandioxid die Entwicklung von Darmentzündungen und Krebs.[118]

Neben den genannten Symptomen fördert die Einnahme von Medikamenten mit Titandioxid zahlreiche andere Erkrankungen wie *Karzinome*[119], Nierenerkrankungen[120], *rheumatoide Arthritis*[121], Schilddrüsenerkrankungen[122], Schlafstörungen[123] und *Tuberkulose*[124]. Ein *Brustfellerguss* (*Pleura*-Erguss) begünstigt im weiteren Verlauf Atemwegserkrankungen wie Nasennebenhöhlenentzündung (*Rhinosinusitis*), irreversible Bronchienerweiterungen (*Bronchiektase*) und sich wiederholende Lungenentzündungen.[125]

Hört man mit der Zufuhr von Titandioxid auf, verbessern sich die Symptome des Gelbe-Nägel-Syndroms. Geeignete Maßnahmen sind hier z. B. das Entfernen von Goldkronen auf Zahnimplantaten sowie der Verzicht auf Zahncremes und/oder Medikamente, die Titanoxide enthalten. Die belasteten Nagelteile wachsen innerhalb von etwa 3 Monaten heraus. Selbst Atemprobleme werden im Laufe der Zeit wieder besser.[126] Im frühen Stadium der Erkrankung kann die Beseitigung von Titan zu einer Verbesserung führen,[127] im fortgeschrittenen Stadium ist dies leider fraglich.[128]

Eine geeignete Methode, um Titan in Nägeln nachzuweisen, ist die ICP-Massenspektroskopie (siehe Seite 202).[129]

Karieserreger reduzieren

Amorphes Kalziumphosphat (CPP-ACP; z. B. in *GC Tooth Mousse*) verringert zwar den Hauptkarieserreger, nicht jedoch die Häufigkeit von Karies.[130] Eine Untersuchung mit einer Zahnpasta auf **Chitosan**-Basis ergab eine Reduktion von *Streptococcus mutans* in Fällen von frühkindlicher Karies.[131]

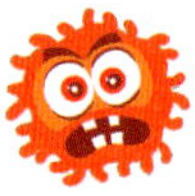

Weitere Pflanzen und Stoffe, die gegen Karieserreger wirken, sind ***Aloe vera*****, Zistrose, Eukalyptusöl, Honig, Ingwer, Kamille, Kiefernkernholzextrakt, Knoblauchölextrakt, Kokosöl, Minze, Propolis, Rosenöl, Rosmarin, Xylitol** (siehe Infokasten Seite 27 f.), **Zimtöl, Cetylpyridiniumchlorid** und **Chlorhexidin**. Einige dieser Stoffe sind ausführlicher dargestellt in meinem Buch *Heilende Mundspülungen*.

AJONA® Stomaticum-Zahncremekonzentrat enthält u. a. Eukalyptol, Krauseminzöl, Menthol und wirkt nachweislich gegen Karieserreger (*Streptococcus mutans* und *Candida albicans*). *KAREX Zahnpasta* (mit Hydroxylapatit) enthält Eukalyptus, Minze und Xylitol. *KINDER KAREX Zahnpasta* und *Dr. Wolff's Biorepair® Zahncreme* enthalten Xylitol. *Wilms® PinusMineral*-Zahncremes arbeiten mit Kamille und Kiefernkernholzextrakt.

Remineralisierend und gegen eine Vielzahl schädlicher Erreger im Mund (*Candida albicans, Streptococcus mutans, Herpes simplex*)[132] wirksam ist allerdings das simple Ölziehen mit Kokosöl (siehe Infokasten unten).

Info

Ölziehen mit Kokosöl – So einfach wie wirkungsvoll!

Ölziehen ist eine simple Methode, um den **Speichelfluss an**zu**regen**. Speichel ist gefiltertes Blut und **remineralisiert unsere Zähne**. Mit dieser natürlichen Methode **„ziehen"** Sie auch **Gifte** – ähnlich einem Staubsauger – aus dem Blut **heraus**, stimulieren den Lymph- und Blutfluss und stärken und massieren Ihre Kaumuskulatur. Dabei reinigen Sie die Mundhöhle und **hellen** ganz nebenbei Ihre **Zähne auf**.

Wird es im Mund bewegt, ändert das Öl seine Eigenschaften. Es bilden sich immer kleinere Ölkügelchen, die in immer feinere Bereiche vordringen können. Zudem haben viele kleine Ölkügelchen eine wesentlich größere

Oberfläche als eine große Ölkugel. Diese Flächenvergrößerung (Emulsionsbildung) vervielfacht auch die Reinigungsfläche. (Ein Mikrofasertuch kann wesentlich mehr Flüssigkeit aufsaugen als ein einfaches Spültuch.)

Während des Ölziehens interagieren die Speichelenzyme mit den Stoffen und Erregern in unserm Mund. Das Kokosöl verseift, und jedem ist bekannt, dass es wesentlich einfacher ist, Essensreste mit Seife zu entfernen als nur mit Wasser. Die Veränderungen im Öl merken Sie u. a. daran, dass es dünnflüssiger und milchig-weiß wird. Da diese Umwandlungs- und Aktivierungsprozesse Zeit brauchen, sollten Sie das Öl **20 Minuten lang kräftig im Mund bewegen und durch die Zahnzwischenräume ziehen.**[133]

Nehmen Sie 1 Teelöffel bis 1 Esslöffel (etwa 10 Milliliter) Kokosöl in den Mund. (In der kalten Jahreszeit ist Kokosöl meist fest. Es schmilzt jedoch innerhalb weniger Sekunden im Mund.) Nun bewegen Sie es im Mund hin und her. Ziehen Sie es durch die Zahnzwischenräume. Versuchen Sie es wirklich durch alle Zwischenräume im Ober- und Unterkiefer im Front- wie im Seitenzahnbereich zu bewegen. Was die Zeit anbelangt, wenn es einmal schnell gehen muss morgens, so gilt: Einige Sekunden Ölziehen sind besser als gar keines, optimal ist aber eine Zeit von 20 Minuten. Wenn Sie fertig sind, spucken Sie das Öl in die Biomülltonne oder in die Toilette. Bitte nicht ins Waschbecken, da dieses mit der Zeit verstopfen kann. Anschließend den Mund ein paar Mal mit warmem Wasser nachspülen.

Achtung! Schlucken Sie das Öl bitte nicht hinunter, denn während des Ölziehens bindet es Giftstoffe im Mund, die nicht wieder zurück in den Körper gelangen sollten.

Gerade wenn Sie diese Entgiftungsmethode noch nicht oft angewendet haben, können die im Öl angesammelten Toxine beim Ölziehen zu leichter Übelkeit führen. In diesem Fall spucken Sie das Öl bitte umgehend aus und fahren Sie mit frischem Öl fort.

Genaueres finden Sie in meinem Buch *Heilende Mundspülungen.*

Verfärbte Zähne aufhellen

Eine Verfärbung der Zähne kann von innen und/oder von außen kommen.

Kommen **Zahnverfärbungen von innen her**, so sind oft Entwicklungsstörungen die Ursache dafür, dass einzelne oder auch mehrere Zähne ihre Farbe verändern. Verantwortlich können Fluorid-Präparate oder bestimmte Antibiotika (Tetracycline) sein, die ein Kind im Mutterleib und/oder in den ersten 6 bis 8 Lebensjahren aufgenommen hat. Der natürliche Alterungsprozess kann natürlich ebenfalls eine Rolle spielen: Im Laufe der Jahre verkleinert sich der Bereich, in dem sich der Zahnnerv befindet. Ist der Innenraum groß, dann scheint mehr Licht durch und der Zahn ist heller. Wird der Innenraum kleiner, verdunkeln sich die Zähne. Hierzu passt eine Feststellung von Beatrice Achard: *„Die Zähne werden dunkler, die Haare werden weiß. Na toll, anders herum wäre es ja schöner."*[134] Eine weitere Ursache für innere Verfärbungen ist ein abgestorbener Zahnnerv. Auch eine Wurzelbehandlung führt meist dazu, dass ein Zahn dunkler wird.[135]

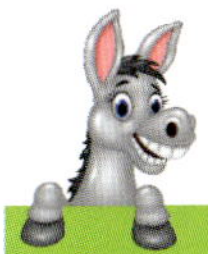

Fazit

Zahnverfärbungen, die im Inneren des Zahnes ihren Ursprung haben, können Sie mit Zahncremes in der Regel kaum bis gar nicht beeinflussen.

Zahnverfärbungen, die von außen kommen, rühren beispielsweise von Rauchen (Marihuana, Tabak), Getränken (Kaffee, Smoothies, Tee, Wein) und auch von Mundpflegeprodukten (Chlorhexidin, Zinnfluorid/Zinnchlorid) her, da sie das Zahnhäutchen (siehe Infokasten folgende Seite) verändern. Unterschiedliche Inhaltsstoffe in Zahnpasten wirken der Pellikel und damit den Verfärbungen entgegen. Es gibt diverse Zahncremes auf dem Markt, die das Schutzhäutchen und oberflächliche Ablagerungen mit unterschiedlichen Inhaltsstoffen mehr oder weniger gut beseitigen. Dazu gehören **Enzyme**, **Peroxide**, **Phosphate**[136] und **Hydroxylapatit**.[137]

Gegenüber normaler Zahncreme konnten „Weißmacher-Zahnpasten" nur eine Verbesserung von etwa 20 Prozent erreichen. Anders ausgedrückt: Erhoffen Sie sich nicht zu viel von diesen speziellen Produkten.[138] Außerdem hat das Aufhellen durch diese Mittel meist auch einen gesundheitlichen Preis. Es besteht das Risiko, dass Ihre Zähne empfindlicher werden. Das liegt daran, dass viele dieser Zahnpasten mehr Putzkörper enthalten, die Verfärbungen, aber auch Zahnhartsubstanzen (z. B. Zahnschmelz) „abschmirgeln". Das habe ich sowohl bei Patienten wie auch bei mir selbst beobachtet. Oftmals besserten sich **überempfindliche Zähne** ganz von selbst, wenn die Zahncreme gewechselt wurde.

Info

Das Zahnhäutchen und seine Aufgaben

Das Zahnhäutchen (*Pellikel*) ist ein organischer Film, der hauptsächlich aus Eiweißen (Proteinen) besteht. Die erste Beschreibung geht auf das Jahr 1839 zurück.[139] Dawes und Kollegen veröffentlichten, dass es sich um organische Strukturen handelt, die den Zahn schützen.[140] Seither spricht man von „Schutz-Pellikel".

Nicht nur auf Zähnen, sondern auch auf Zahnersatzmaterialien, auf dem Zahnhalteapparat, der Zunge und den Schleimhäuten bildet sich innerhalb von Sekunden nach der Zahnreinigung ein Schutzfilm aus Speichelbestandteilen.[141] Er ist Barriere, Puffer und Feuchtigkeitsspender in einem und spielt auch für die Verdauung eine Rolle.[142] Für die Zähne bedeutet das: Einerseits können Säuren schwerer den Zahn auflösen, da sie erst einmal durch die Schutzbarrieren müssen. Andererseits hilft das Häutchen dabei, kleine Löcher in der Zahnhartsubstanz zu reparieren.[143]

Probieren geht über Studieren!

Eine besonders einfache, effektive und schonende Methode, die Zähne aufzuhellen, ist das Ölziehen mit Kokosöl (siehe Infokasten Seite 140 f.).

Empfindliche Zähne beruhigen

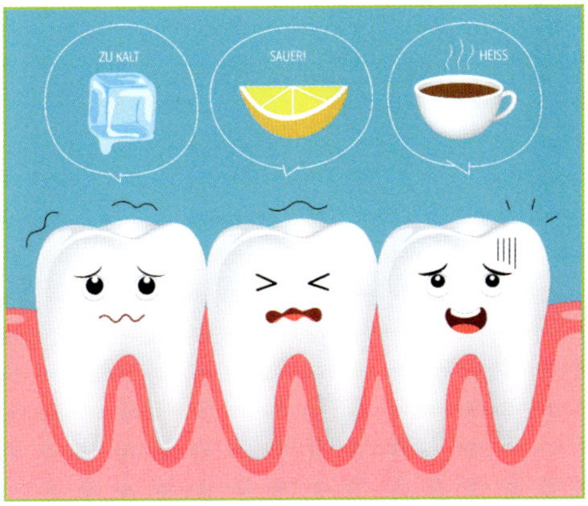

In Deutschland leidet jeder Vierte an überempfindlichen Zähnen, wie eine Untersuchung aus dem Jahr 2000 ergab. Frauen klagen häufiger über diese Beschwerden als Männer, und Menschen im Alter von 20 bis 40 Jahren sind öfter betroffen als Menschen anderer Altersgruppen. Dabei kann eine Erkrankung des Zahnhalteapparates mit Knochenschwund die Ursache für überempfindliche Zähne sein.[144]

Fluoride gegen empfindliche Zähne?

Zahncremes mit **Zinnfluorid** führten nach vierwöchiger Anwendung und 2-mal täglichem Zähneputzen zu einer deutlichen Verringerung von Überempfindlichkeiten. Dies liegt jedoch an dem Zinn-Ion, das bewirkt, dass sich die Kanälchen in der Zahnhartsubstanz verschließen. Ähnliche Ergebnisse ergaben Zahncremes mit **Strontiumchlorid**.[145]

Kalium-Verbindungen (Kaliumnitrat, Kaliumchlorid und Kaliumcitrat) helfen ebenfalls bei überempfindlichen Zähnen. Jedes dieser Salze stellt 2 Prozent Kalium-Ionen zur Verfügung, die die Nervenübertragung blockieren. Wird die Zahncreme 2-mal täglich angewendet, dauert es etwa 2 Wochen, bis eine Besserung zu spüren ist. **Untersuchungen**

kamen zu dem Ergebnis, dass Kaliumsalze (z. B. KNO_3)[146] **Überempfindlichkeiten besser reduzieren als fluoridierte Zahncremes.**[147] Mir ist jedoch keine fluoridfreie Zahncreme mit Kaliumsalzen auf dem deutschen Markt bekannt. In einer wissenschaftlichen Übersichtsarbeit wurde die Wirksamkeit von Kalium-Verbindungen jedoch infrage gestellt.[148]

Zahnpasten mit **Strontiumacetat** und **Arginin** verschließen die Dentinkanälchen ebenfalls. Im Vergleich war die Wirksamkeit von Strontium-Acetat weniger abhängig vom pH-Werts[149] und verschloss die Kanälchen sicherer. **Pro-Argin** setzt sich zusammen aus der Aminosäure Arginin und Kalziumkarbonat. Seine desensibilisierende Wirkung ist belegt.[150]

Leider enthalten die **meisten im Handel erhältlichen Produkte** mit den gerade genannten Inhaltsstoffen gegen empfindliche Zähne **auch Fluoride**. Daher kann ich Ihnen an dieser Stelle keine Produkte mit den genannten Wirkstoffen empfehlen.

Fluoridfreie Wirkstoffe gegen empfindliche Zähne

Kleine **Silica-Partikel** sowie **Zink-Karbonat-Hydroxylapatit** (z. B. in *Biorepair®-Zahncreme*) verschließen die kleinen Kanälchen im Zahnbein. Dadurch wirken sie desensibilisierend.[151] Zahlreiche Publikationen belegen, dass Hydroxylapatit gegen empfindliche Zähne wirkt.[152] Wie häufig in der Wissenschaft gibt es auch hier kritische Stimmen.[153]

In einer Untersuchung zu unterschiedlichen Zahncremes gegen sensible Zähne führte nur eine zu einer umgehenden Schmerzlinderung: Das war eine Zahncreme mit Hydroxylapatit.[154] Sie war auch erfolgreich in der Behandlung von Überempfindlichkeiten nach einem *Bleaching* (Aufhellen) der Zähne.[155] Bei der untersuchten Zahncreme handelte es sich um die fluoridfreie *Dr. Wolff's Biorepair® Zahncreme*.[156]

Detox im Mund

Im Mund können sich diverse Gifte ansammeln. Einmal durch die Aufnahme von Stoffen (z. B. durch Nahrung und Medikamente), durch Entzündungen des Zahnes oder des Zahnhalteapparates sowie durch Metalle (Füllungen, Kronen, Brücken, Implantate, kieferorthopädische Geräte). Die gute Nachricht ist: Es gibt bestimmte Stoffe, die Toxine binden und diese so teilweise aus dem Mund befördern.

Kreide (Kalziumkarbonat, $CaCO_3$) wirkt abschwellend, ausleitend und entzündungshemmend. Sie regt die Durchblutung an, verbessert den Lymphfluss und **unterstützt** dadurch **die Entgiftung**. So wirkt sie schmerzlindernd und verbessert die Wundheilung. Eine entscheidende Rolle spielt dabei ihre große Oberfläche. Diese beträgt beispielsweise bei der Rügener Kreide 2,5 Quadratmeter pro Gramm.[157] Da Kreide ein Naturprodukt ist, enthält sie meist auch in geringen Mengen Schwermetalle und Fluoride. *AJONA®*- und die *Wilms® PinusMineral*-Zahncreme enthalten als Putzkörper Kalziumkarbonat.

Auch **Zeolith** eignet sich zum Entgiften. Der Begriff „Zeolith" setzt sich aus den griechischen Worten *zeo* für „ich siede" und *lithos* für „Stein" zusammen. Übersetzt ist es also ein „siedender Stein". Es war der schwedische Mineraloge Freiherr Axel Frederick Cronstedt , der dem Lavagestein im Jahr 1759 diesen Kunstnamen gab. Zeolithe geben gebundenes Wasser ab, ohne dass ihr Aluminosilikat-Gerüst zerfällt.[158] Von der Grundstruktur her handelt es sich um ein zentrales Silizium-Atom, das in Form einer dreiseitigen Pyramide von vier Sauerstoff-Atomen umgeben ist. Daneben beinhaltet das Mineral über 30 unterschiedliche Mineralstoffe wie Kalium, Kalzium, Magnesium. So kann es als Ionenaustauscher wirken: **Es leitet Giftstoffe aus und gibt gleichzeitig nützliche Mineralstoffe ab.** Die Folge: Man fühlt sich leistungsfähiger.[159]

Zeolithe haben eine extrem große Oberfläche: 1 Gramm kann je nach Mahlung und Fundquelle bis zu 1000 Quadratmetern an innerer Oberfläche haben.[160] Das macht das Mineral zu einem perfekten

Schwamm, der Schadstoffe aufsaugt. Zu nennen sind hier vor allem die folgenden:

- schädliche Mikroorganismen und deren Gifte
- saure Stoffwechselprodukte
- Rückstände von Arzneimitteln
- Schwermetalle wie Blei, Kadmium, Zäsium und Quecksilber (Diese Wirkung ist hochinteressant, denn viele Füllungsmaterialien enthalten Schwermetalle – Amalgam enthält Quecksilber; Gold besteht meist aus Legierungen, sprich unterschiedlichen Metallen; selbst Retainer-Drähte, die aus kieferorthopädischen Gründen hinter Zähne geklebt werden, bestehen oft aus Metallverbindungen.)

Wird Zeolith geschluckt, findet eine Ausscheidung meist innerhalb von 24 Stunden statt.[161] Zahnpasten, die Zeolith enthalten, sind *DENTURA MED® Zahncreme* von *FROXIMUN®** sowie *Wilms® PinusMineral*-Zahncremes.

Kritische Überlegungen zum Thema „Zahnpasta"

Können Mundpflegeprodukte den Zähnen schaden?

Zahncreme kann sowohl Zähne als auch das weiche Gewebe in der Mundhöhle schädigen. Auch Zahnbürsten sind dazu in der Lage, im Vergleich zu Zahncremes ist ihre Abtragungskraft aber eher gering.[162] Auch Typ und Härte der Zahnbürste und Rundung der Filamente können die Wirkung der Zahncreme in geringem Maße verstärken oder abschwächen.[163]

* Diese Zahnpasta soll 2019 auf den Markt kommen.

Je höher der Anteil der Putzkörper in der Zahncreme ist, desto eher kann sie zum Verlust eines durch Säuren angelösten Zahns führen.[164] Daher ist es empfehlenswert, auf Produkte zu verzichten, die eine hohe Abtragungskraft aufweisen, wie dies meist bei Weißmacher-Zahncremes der Fall ist.[165] Wie viel Zahnhartsubstanz abgetragen wird, das hängt auch vom Druck ab, der beim Putzen mit der Zahnbürste auf den Zahn ausgeübt wird.[166]

Weitere Nebenwirkungen von Zahncremes

Es gibt vielfältige Reaktionen des weichen Gewebes im Mund auf **ätherische Öle** (Gewürznelke, Minze, Pfefferminze, Zimt), **Chitosan** (siehe Anmerkung mit dem Verweis „Achtung!", Seite 136), **Heilkräuter, Geschmacksstoffe, Benzoate** (Salze der Benzoesäure) und **Natriumlaurylsulfat** (Schaumbildner). Möglich sind allergische Reaktionen im Mund, an den Lippen oder eine Kontakt-Lippenentzündung.[167] Seltener sind *allergische Rhinitis*[168] oder *Asthma*[169].

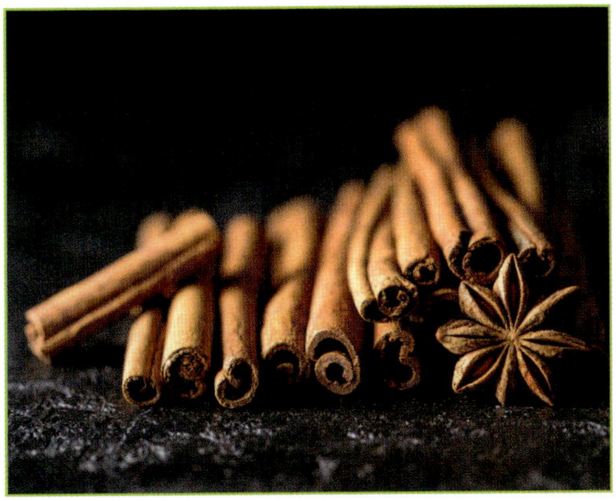

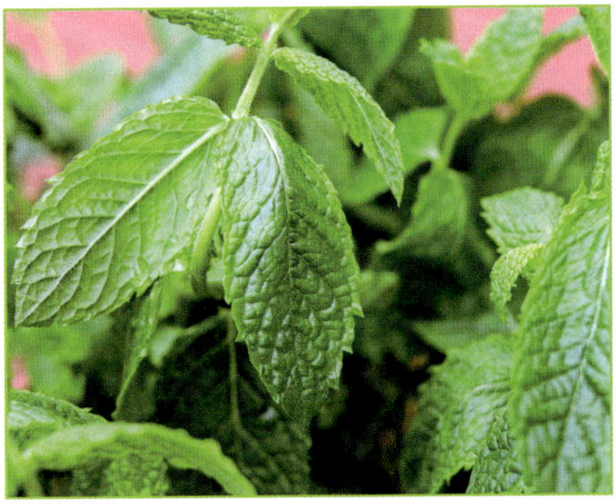

Pyrophosphate, die sich in Zahncremes gegen Zahnstein finden, können *Erythema* (entzündliche Hautrötung), Zahnfleischentzündung, teilweise Entzündungen der Lippen,[170] *Dermatitis* rund um den Mund[171] und andere Reaktionen hervorrufen.[172]

Info

Nanopartikel – Ein paar wichtige Fakten

Forscher untersuchen bei der Wirkung von nanopartikulären Substanzen oftmals nur die lokalen und erwünschten Effekte. Welche langfristigen negativen Auswirkungen die Stoffe (auch auf das gesamte Körpersystem) haben, zeigt sich – leider – oftmals erst nach längerer Anwendung. Nanopartikel sind winzig klein, in einer Zahncreme gehen sie untereinander rasch Verbindungen ein. Das nennt man „Cluster-Bildung".

Wie klein Nanopartikel sind, kann man sich eher vorstellen, wenn man sie in ein Verhältnis setzt. Ein Mensch hat eine Nanogröße von etwa 2 Milliarden, ein Zentimeter entspricht 10 000 000 Nanometer, ein Haar circa 10 000 Nanometer, eine Zelle mehrere 1000 Nanometer, kleine Viren etwa 100 Nanometer, Hämoglobin etwa 5 Nanometer, unsere Erbsubstanz, die DNA, hat einen Durchmesser von etwa 2,5 Nanometer, vier benachbarte Metallatome etwa 1 Nanometer, ein Wassermolekül (H_2O) etwa 0,3 Nanometer und ein Atom etwa 0,1 Nanometer.[173]

Ist Zahncreme wichtig für die Mundhygiene?

Beim Einüben von Zahnputztechniken ist es sinnvoll, ganz auf Zahnpasta zu verzichten. So stellen Sie einfacher fest, wie schnell die angefärbten Regionen mit effektiven Techniken gesäubert sind. **Sie brauchen keine Zahncreme, um Plaque zu beseitigen.** Zudem reicht eine kleine Portion.

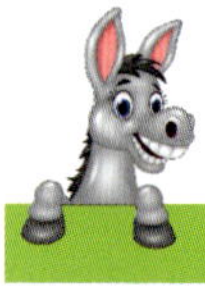

Fazit

Wenn Sie Zahncreme verwenden, nehmen Sie eine kleine (erbsengroße) Menge. Bei *AJONA® Stomaticum*-Zahncremekonzentrat steht sogar ausdrücklich auf der Verpackung, dass nur eine linsengroße Menge verwendet werden soll. Oder verzichten Sie einfach einmal einige Tage komplett auf Zahncreme. Dann können Sie selbst entscheiden, ob Sie lieber mit oder ohne putzen wollen.

Die richtige Zahnpasta - Eine Zusammenfassung und Empfehlungen

Aufgrund der Schäden, die Fluoride im menschlichen Körper anrichten, sollten Sie **Fluorid-Verbindungen** so konsequent wie möglich **meiden**. Lesen Sie also die Angaben auf der Verpackung der Zahncremes zu den Inhaltsstoffen genau durch, bevor Sie sie kaufen.

Bei meinen persönlichen Empfehlungen zu fluoridfreien Produkten auf dem Markt handelt es sich oft um Zahncremes, die nur selten oder gar nicht in Drogerien und/oder Supermärkten erhältlich sind. Daher finden Sie unter „Bezugsquellen für ausgewählte Produkte" am Ende dieses Buches (Seite 200 ff.) die PZN-Nummern (Pharmazentralnummern) der entsprechenden Produkte, die es Ihnen leicht machen, die gewünschte Zahnpasta im Fachhandel, online oder über Apotheken zu bestellen.
Im Folgenden also meine Favoriten unter den Zahncremes.

Anhand der Datenlage und auch meiner eigenen kinesiologischen Tests überzeugt mich *Dr. Wolff's Biorepair® milde Zahncreme*, denn die

+ verschließt Mikrolöcher in den Zähnen;
+ und unterstützt somit die Remineralisierung;
+ glättet die Zähne, wodurch weniger an ihrer Oberfläche haften bleibt, und reduziert so Zahnfleischentzündungen;
+ wirkt rasch bei schmerzempfindlichen Zähnen.

Nachteilig sind:

- der Preis und
- die Nanopartikel, da ihre langfristigen Auswirkungen bislang ungeklärt sind.

Zum **Schutz vor Karies und *Parodontitis*** eignen sich die folgenden Zahncremes:

- *AJONA® Stomaticum*-Zahncremekonzentrat: Das Konzentrat ist recht preiswert. Es enthält Aromaöle, die gegen Karies- und *Parodontitis*-Erreger agieren. Der Geschmack ist nicht jedermanns Sache. Manch einer verträgt den Schaumbildner nicht. Wer zu *Aphthen*-Bildungen neigt, sollte auf andere Alternativen zurückgreifen.
- *Wilms® PinusMineral*-Zahncreme: Sie kamen im kinesiologischen Test oft sehr gut weg. Der Inhaltsstoff Kiefernkernholzextrakt wirkt sowohl gegen Karieserreger als auch gegen Erreger, die für den Zahnhalteapparat gefährlich sind. Zeolith fungiert als Putzkörper und Schwamm, der Gifte aufsaugt (z. B. Entzündungsgifte, die bei *Parodontitis* auftreten). Auch ist es hilfreich, wenn eine Belastung mit Metallen (Amalgam, Gold, Titan, Drähte) besteht. Diese Zahnpasta ist frei von Aufhellern, Farbstoffen, Fluoriden, Nanopartikeln, Parabenen, Paraffinen, PEG, Silikonen und anderen Mineralölprodukten. Sie ist vegan und ohne Tierversuche entwickelt worden. Es gibt sie ohne und mit Minze. Ohne Minze ist sie homöopathieverträglich.

Als **Schutz vor Erosionen und Hilfe für eine bessere Wundheilung** (etwa bei Zahnfleischbluten) können die *Chitodent®*-Zahnpasten (siehe Anmerkung mit dem Verweis „Achtung!", Seite 136) dienen. Die erythrolhaltige Variante reduziert Karieserreger. Für Menschen, die an *Fibromyalgie*, *Morbus Crohn* oder *Zöliakie* leiden und/oder *histaminintolerant* sind, ist die salicylatfreie Variante ein Segen. Leider konnte ich die Zahnpasten bisher noch nicht kinesiologisch testen.

Gegen Zahnstein wirken Inhaltsstoffe der in manchen Supermärkten erhältlichen nanopartikulären *KAREX* und/oder *Biorepair® Zahncreme plus.*

Wer etwas **gegen Schwermetall- und Giftbelastungen sowie für die Wundheilung im Körper** tun möchte, kann auf Zahncremes mit Zeolith zurückgreifen. Dazu gehören: *Wilms® PinusMineral*-Zahncreme und *DENTURA MED® Zahncreme* (Zeolith-Zahncreme) von *FROXIMUN®*.

Kinder können vom ersten Milchzahn an *DENTURA MED®* Zahncreme (Zeolith-Zahncreme) von FROXIMUN® und nanopartikuläre *KINDER KAREX Zahnpasta* verwenden. Laut Hersteller ist *AJONA® Stomaticum*-Zahncremekonzentrat ab dem 3. Lebensjahr anwendbar.

Homöopathieverträgliche Zahncremes sind die mentholfreie *Chitodent®* – (siehe Anmerkung mit dem Verweis „Achtung!“, Seite 136), *Wilms® PinusMineral*-Zahncreme ohne Minze sowie die nanopartikuläre *Dr. Wolff's Biorepair® milde Zahncreme.*

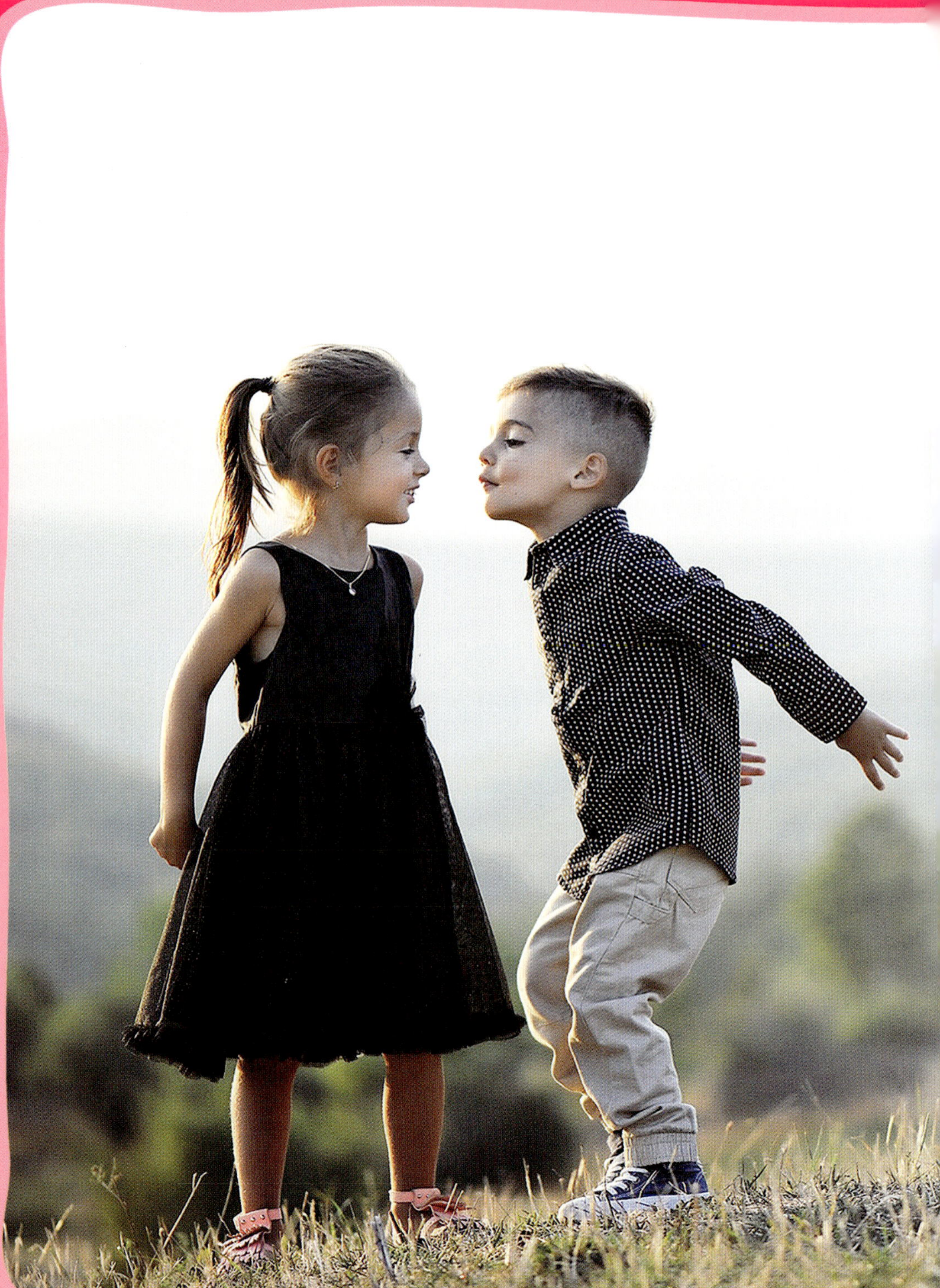

Kussfrischer Atem – Diese Maßnahmen helfen

Gerüche und Düfte spielen beim menschlichen Miteinander eine große Rolle. Und so ist natürlich auch ein frischer Atem im Alltag sehr wichtig, denn sein Gegenteil, der Mundgeruch, wird von anderen Menschen als äußerst unangenehm wahrgenommen. Testen Sie ganz einfach, ob Sie Mundgeruch haben. Erfahren Sie, woher schlechter Atem bzw. Mundgeruch kommt und wie Sie selbst kinderleicht etwas für kussfrischen Atem und einen guten Geschmack im Mund tun können.

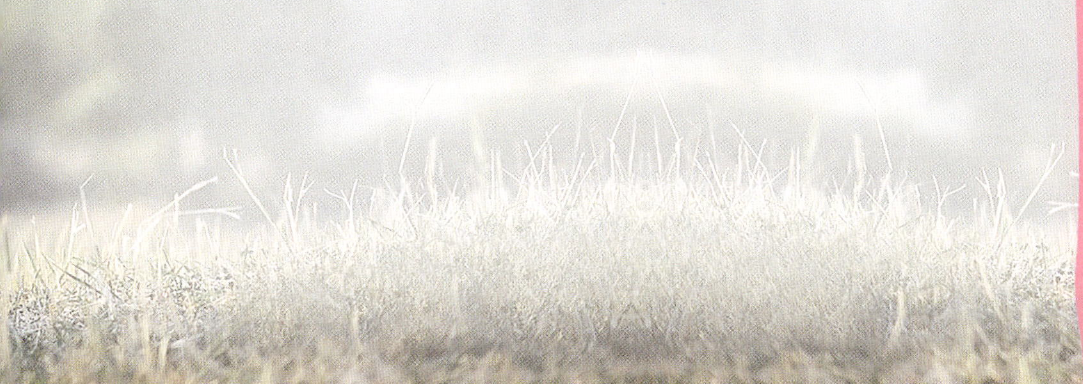

Kussfrischer Atem – Diese Maßnahmen helfen

Schlechter Atem oder Mundgeruch – Ein echtes Leiden für die Betroffenen!

Der Fachbegriff für schlechten Atem ist *Foetor ex ore* oder *Halitosis*. Der Begriff *Halitosis* leitet sich von dem lateinischen *halitus* für „ausgeatmete Luft" und *osis* für „krankhafte Veränderungen" ab.

Weltweit leidet etwa ein Viertel der Menschen unter Mundgeruch.[1] Es gibt Untersuchungen, die Mundgeruch so definieren, dass sogar die Hälfte der Menschen davon betroffen sind.[2] Jeder Zweite der *Halitosis*-Betroffenen empfindet die Tatsache, einen schlechten Atem zu haben, als belastend.[3] *Foetor ex ore* ist ein Faktor, der die Kommunikation stark beeinflusst und zu sozialer und persönlicher Isolation beitragen kann.[4]

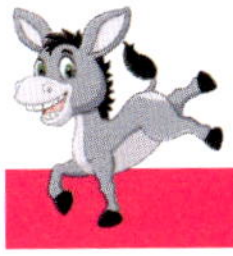

Mundgeruch – Ein erster einfacher Selbsttest

Voraussetzung für diesen Test ist natürlich, dass Sie die Nase frei haben und riechen können. Lecken Sie Ihren Handrücken ab. Wichtig ist, dass beim Ablecken der Hand auch der hintere Teil der Zunge beteiligt ist. Gerade hinten – also am Zungengrund – sitzen die Erreger, die Schwefelverbindungen bilden und damit den Geruch nach faulen Eiern verursachen.

Wenn Sie Ihre Hand abgeleckt haben, wedeln Sie mit ihr einige Male hin und her, damit die Feuchtigkeit verdunstet. Jetzt halten Sie an Ihren Handrücken an die Nase und riechen daran. Doch Vorsicht: Gerade wenn man viel spricht oder einen schlechten Geschmack im Mund bereits selbst wahrnimmt, kann der Geruch ziemlich unangenehm sein.

Die Ursachen von Mundgeruch

Rauchen und der Genuss von bestimmten Nahrungsmitteln können ebenso zu einem schlechten Geruch führen wie bestimmte Faktoren, die den Speichelfluss reduzieren:

- **Stress**: In Zeiten, die Stress verursachen, wird mehr Adrenalin ausgeschüttet, was den Speichelfluss verringert.[5]
- **systemische Erkrankungen**: *Diabetes mellitus*, Atemwegserkrankungen, Magen-Darm-Störungen, Nierenerkrankungen, Leberzirrhose, Tumore[6]
- **Medikamente**: Antidepressiva, Antipsychotika, Antihistaminika, blutdrucksenkende Mittel und Schlafmittel[7]

Bei etwa 90 Prozent der von Mundgeruch Betroffenen ist die Ursache allerdings im Mund selbst lokalisiert: Essensrückstände, Zahnbelag (unzureichende Mundhygiene und/oder Hygiene von Zahnersatz), schlechte orale Gesundheitsversorgung (tiefe kariöse Läsionen, abgestorbene Zahnnerven, insuffiziente Kronen, Brücken, Prothesen), Erkrankungen des Zahnhalteapparates, orale Infektionen, Wunden und Entzündungen sind hier in jedem Fall zu nennen. An allererster Stelle steht jedoch der Belag auf der Zunge.[8]

Schnarchen und am Morgen ein schlechter Geschmack im Mund – Gibt es da einen Zusammenhang?

Tagsüber sind die Gärungsprodukte im Mund von Speichel bedeckt und daher kann man sie kaum riechen. (Wie bei einer Pfütze, deren schlechten Geruch man erst wahrnimmt, wenn das Wasser verdunstet: Die Gärungsprodukte des Bodens steigen dann ungehindert nach oben und erreichen so auch die Nase.)

Der heilsame Speichelfluss wird u. a. durch Essen und Kaubewegungen angeregt, die in der Nacht allerdings fehlen. Und so trocknet der Mund aus.[9] Wer schnarcht, verstärkt den Verdunstungsprozess noch zusätzlich - unangenehmer Geschmack und Geruch aufgrund von Fäulnisprozessen im Mund werden dann rascher wahrnehmbar.

Selbst bei gesunden Menschen nimmt im Schlaf der Belag auf der Zunge zu, denn durch den verringerten Speichelfluss bleiben mehr Hautzellen, die die Mundschleimhaut abgibt, auf der Zunge liegen.[10]

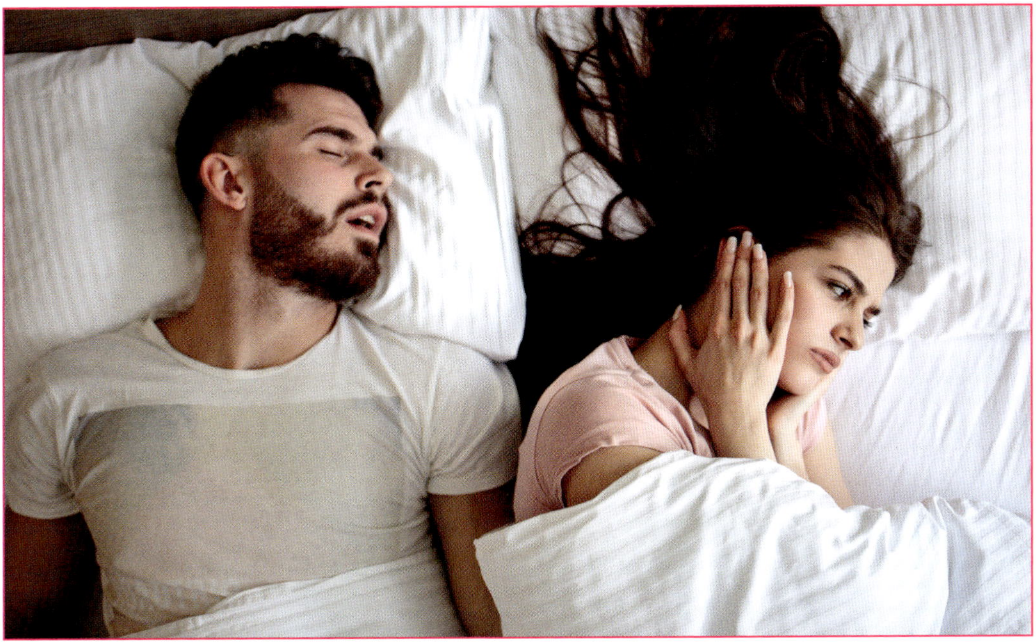

Erste Hilfe bei schlechtem Atem: Den Profi aufsuchen

Primär sollten Betroffene zuerst einmal beim Zahnarzt abklären bzw. untersuchen lassen, woher der Geruch kommt. Ist es Karies? Oder liegt es daran, dass sich vermehrt Belag angesammelt hat, der möglicherweise bereits Tage, Wochen, Monate vor sich hin fault? Hat sich Belag in Nischen von defekten Restaurierungen der Zähne gebildet, wo er selbst mit einer optimalen Mundhygiene schlecht zu entfernen ist?

Modert die *Plaque* vor sich hin, hat sie möglicherweise schon zu Infektionen des Zahnfleisches (*Gingivitis*) geführt. Zahnfleischblutung ist oft ein Zeichen für eine solche Entzündung. Schreitet diese weiter voran, so greift sie auf den übrigen Zahnhalteapparat über. Die Folge: *Parodontitis*, die zu Knochenschwund, einer Lockerung der Zähne und zu Zahnverlust führen kann. Sowohl ein kariesfreier Zahn als auch ein Implantat können so verloren gehen (siehe Abb. Seite 29).

Mikroorganismen in Zahnfleischtaschen können den Mundgeruch ebenfalls verstärken.[11] Gerade wenn die Erkrankung des Zahnhalteapparates noch nicht zu weit fortgeschritten ist, kann eine professionelle Therapie nicht nur die schädlichen Erreger reduzieren, sondern auch die Atemfrische verbessern.[12]

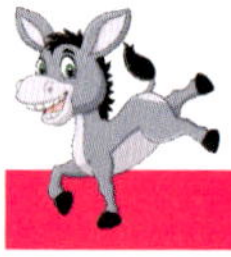

Mundgeruch – Ein zweiter Selbsttest

Nehmen Sie eine frische Interdentalbürste und führen Sie sie in Bereiche zwischen den Zähnen hinein, von denen Sie vermuten, dass sie übel riechen. Bewegen Sie die Bürste dort hin und her, ziehen Sie sie wieder heraus und wedeln Sie mit der Bürste, damit der Speichel verdunstet. Nun halten Sie die Bürste unter Ihre Nase: Welchen Geruch nehmen Sie wahr?

Die Zunge – Das wichtige Muskelorgan in unserem Mund

Der lateinische Begriff für Zunge ist *lingua*. Dieses Wort steht auch für Sprache. Ein *Linguist* ist ein Sprachwissenschaftler und die *Linguistik* ist die Sprachwissenschaft.[13] Das weist auf eine Hauptaufgabe der Zunge hin: Sie ist daran beteiligt, dass wir verschiedene Laute hervorbringen können. Und so kann sie sich beim **Saugen, Kauen, Pfeifen und Sprechen** unterschiedlich stark verformen und an verschiedenen Stellen im Mund liegen. Sie ist das beweglichste Muskelorgan unseres Körpers.

„Muskelorgan" deshalb, weil die Zunge aus vier verschiedene inneren Zungenmuskeln besteht. Zusätzlich verbinden vier äußere Skelettmuskeln die Zunge mit Mund und Rachen. Alle Zungenmuskeln werden vom gleichen Nerv versorgt, dem *Nervus hypoglossus*, dem Hirnnerv XII.[14]

Außerdem ist es unsere extrem bewegliche Zunge, die die Nahrung so im Mund bewegt, dass die Zähne sie zerkleinern können. Die im Speichel enthaltenen Enzyme schließen die Nahrung teilweise bereits im Mund auf und der Speichel wirkt zudem beim Schlucken wie eine Art Gleitmittel. Je mehr Sie kauen, desto stärker ist der Speichelfluss. Und das führt bereits zu einer Reinigung der Mundhöhle. Darüber hinaus säubert die Zunge beim Kauen die Innenflächen der Zähne.

Die Zungenunterseite ist im Gegensatz zu ihrer Oberseite kaum verhornt. Mediziner nutzen diese Tatsache, um Medikamente rasch in den Körper zu bekommen. Man nennt das eine *sublinguale* (von *sub*, „unter", und *lingua*, „die Zunge") Gabe.[15] Diese Tatsache bedeutet jedoch auch, dass Gifte, wie beispielsweise Fluoride, hier eine gute Eintrittspforte finden. (Mehr zum Thema „Fluorid" erfahren Sie in meinem Buch *Raus aus der Fluorid-Falle!* und auf Seite 119 ff.).

Schmecken und Tasten – mit der Zunge

Außer den bereits genannten Aufgaben unserer Zunge ist dieses Organ am **Schluckakt** beteiligt und kann **schmecken und tasten**. Dafür sind unterschiedliche Papillen auf der Oberseite der Zunge verantwortlich. Sie vergrößern die Zungenoberfläche und enthalten teilweise Geschmacksknospen, die mit drei verschiedenen Hirnnerven (VII, IX, X) in Verbindung stehen.[16] So ermöglichen sie das Wahrnehmen von fünf unterschiedlichen Geschmacksrichtungen: bitter, süß, salzig, sauer und umami (herzhaft).

Die Fadenpapillen (*Papillae filiformes*) verleihen der Zunge ihre raue Oberfläche und unterstützen sie bei ihrer mechanischen Arbeit.[17] Normalerweise haben diese Fadenpapillen eine Länge von 1 Millimeter. Sind sie länger, spricht man von einer „Haarzunge".[18]

Haare auf der Zunge – Ein nicht ganz seltenes Phänomen

Haare auf den Zähnen habe ich noch nie gesehen, doch erstaunlich, aber wahr ist: Haare auf der Zunge haben zwischen 0,6 und 11 Prozent aller Menschen. Es war Amatus Lusitanus (1511–1568), der das Phänomen „Haare auf der Zunge" im Jahr 1557 als Erster beschrieb.[19] Die Fadenpapillen (*Papillae filiformes*) auf der Zunge haben normalerweise eine Länge von 1 Millimeter, manchmal aber auch zwischen 12 und 18 Millimeter.[20] Meist sind diese „Haare" schwarz gefärbt, sie können jedoch auch braun, gelb, grün und blau pigmentiert sein. [21]

Als Ursachen für die Haarzunge diskutiert man unterschiedliche Faktoren wie: Rauchen, exzessiver Konsum von Kaffee und schwarzem Tee, schlechte orale Hygiene, Aids, Trigeminusneuralgie, Tumorerkrankungen,[22] Mundtrockenheit und Medikamente (Antibiotika wie Aureomycin, Erythromycin, Doxycyclin, Neomycin, Penicillin[23], Mittel gegen Mundtrockenheit und Antipsychotika wie Olanzapine und Chlorpromazine).[24] Auch die längere Anwendung von Mundspülungen auf Wasserstoffperoxid-Basis kann das Auftreten einer Haarzunge begünstigen.[25]

Die Wahrscheinlichkeit für eine Haarzunge nimmt mit dem Alter zu und Männer sind dreimal häufiger betroffen als Frauen.[26] Normalerweise sind mit diesem Phänomen keine Beschwerden verbunden. Doch manchmal treten auch ein metallischer Geschmack, ein Brennen im Mund und Mundgeruch auf.[27] Zu möglichen Komplikationen zählen Mundbrennen, Mundgeruch und Verdauungsprobleme.[28]

Doch was kann der Betroffene gegen diese Haare tun? Die Antwort ist denkbar einfach: Er sollte Faktoren vermeiden, die dieses Phänomen begünstigen. Dazu zählen Rauchen, schwarzer Tee, Medikamente (ggf. unter ärztlicher Begleitung absetzen und nach Alternativen suchen). Hilfreich kann es auch sein, die Mundhygiene zu verbessern und natürliche Nahrung wie Obst, Gemüse und Nüsse zu konsumieren. Außerdem reibt richtiges Kauen die Oberfläche der Zunge auf natürlichem Wege ab.[29]

In Bezug auf Nahrungsergänzungsmittel können folgende Präparate hilfreich sein: Vitamin-B-Komplex, Thymol und orale Retinoide (synthetische Vitamin-A-Säure), z. B. Isotretinoin. Eine gute Wirkung haben auch 30-prozentige Harnstofflösung (Urea-Lösung) und Trichloressigsäure.[30]

Der Belag auf der Zunge

Die Oberseite der Zunge (der Zungenrücken) ist kräftig verhornt, wodurch ein weißlicher Belag auf der Zunge entstehen kann. Früher wurde dieser auf ganz natürliche Weise immer wieder durch das Kauen der Nahrung abgetragen. Unsere heutige „Schlingnahrung" allerdings lässt uns kaum noch wirklich intensiv kauen. Als Folge entsteht in unserem Mund ein Paradies für Mikroorganismen, die die an der Zungenoberfläche anhaftenden Essensreste in vollen Zügen genießen. So entsteht ein dicker Zungenbelag, der auch einen unangenehmen Geruch verbreiten kann. Deshalb: **Reinigen Sie Ihre Zungenoberfläche am besten regelmäßig, das hat auch** – ganz nebenbei – **einen positiven Einfluss auf Ihren Geschmackssinn.**

Während die Ursache für Mundgeruch **bei jüngeren Menschen** hauptsächlich der Belag auf der Zunge ist, liegt sie **bei der älteren Generation** sowohl im Zungenbelag als auch in einer Erkrankung des Zahnhalteapparates. Laut Untersuchungen war das Alter jedoch kein Risikofaktor für einen schlechten Atem.[31] Mit und ohne *Parodontitis*[32] ist der Zungenrücken jedoch die Hauptquelle übel riechender Schwefelverbindungen.[33] Somit kann die Pflege der Zunge[34] in etwa 85 Prozent der Fälle die Atemfrische verbessern.[35]

Der Zungenrücken ist wie ein Teppichboden, auf dem sich viele Erreger wohlfühlen. Ein Großteil von ihnen residiert am Zungengrund, am hinteren Rand der Zunge. Hier befinden sich zahlreiche Krypten und Nischen, in denen sie es sich gemütlich machen. Wollen Sie einen kussfrischen Atem haben, sollten Sie die Mikroorganismen im Mund und deren Futterquellen reduzieren.[36] Eine gute Grundlage bildet hier die regelmäßige Zungenpflege.

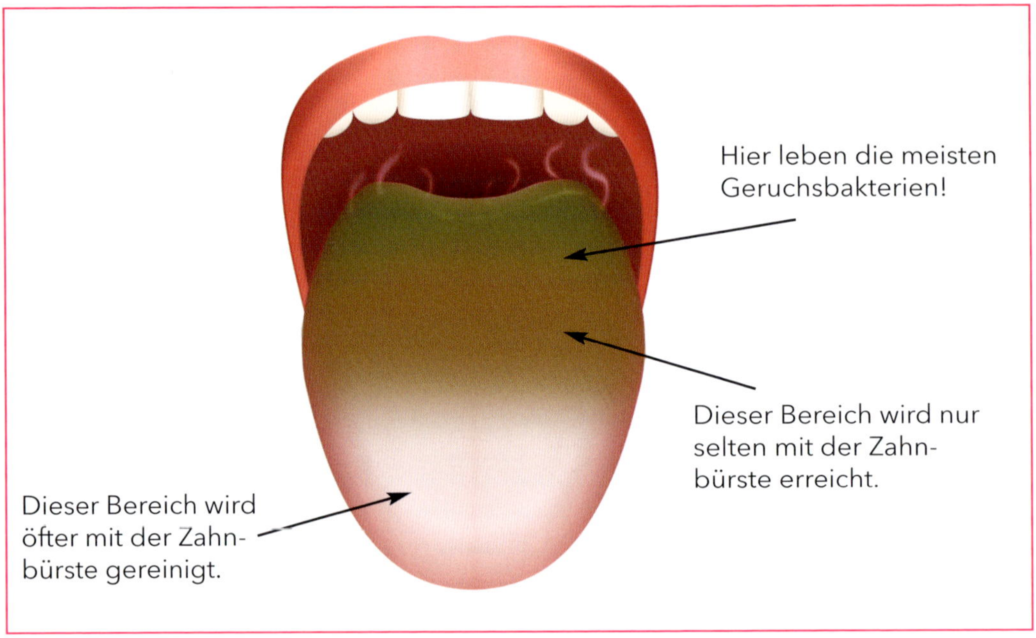

Die Verteilung der Geruchsbakterien auf der Zunge

Die Zunge pflegen

Wenn Sie den Zungenrücken reinigen, verringern Sie die Anzahl von Bakterien und Pilzen und die Essensreste auf der Zungenoberfläche.[37] Zahlreiche Studien haben bewiesen, dass die mechanische Säuberung des Zungenbelags bei gesunden und bei Menschen mit *Parodontitis* die geruchserzeugenden Schwefelverbindungen reduziert. Dabei spielt es keine Rolle, ob der Betreffende unter Mundgeruch leidet oder nicht.[38]

Verschiedene Hilfsmittel für die Zungenhygiene

Es gibt verschiedene Produkte auf dem Markt, die speziell für die Zungenhygiene gedacht sind. Vergleicht man Pflegeprodukte für die Zunge mit denen für die Haare, dann entspricht ein **Zungenschaber** einem Kamm, eine **Zungenbürste** einer Haarbürste und Zahncreme oder **Zungengel** dem Shampoo.

Wenn Sie wenig Belag auf der Zunge haben, mag ein Zungenschaber oder ein ganz normaler Teelöffel ausreichen. Optimalerweise sollte der **Löffel aus Silber** sein, da dieses Metall stark antimikrobiell wirkt. Wenn Sie einen Teelöffel verwenden wollen, führen Sie diesen mit der Wölbung nach oben in den Mund und kratzen mit den Rändern des Löffels die weit aus dem Mund gestreckte Zunge ab.

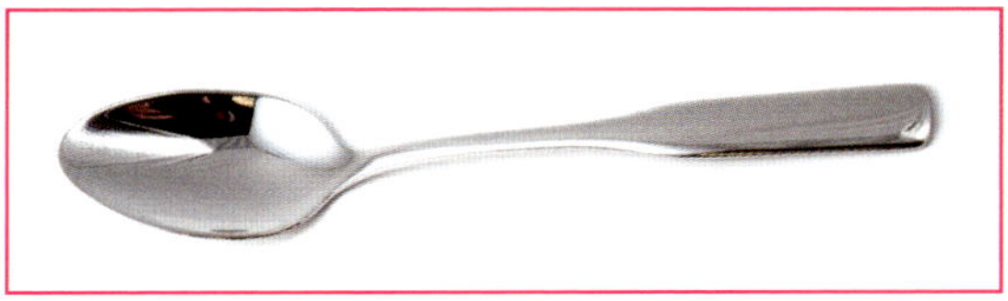

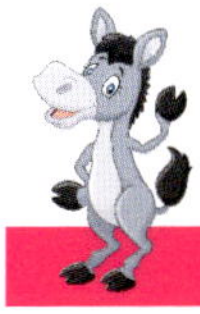

Persönliche Erfahrungen vom Mundgesundheits-Coach

Als ich davon hörte, wie wichtig Zungenhygiene ist, kaufte ich mir ein paar billige Handzahnbürsten im Discounter und putzte damit meine Zunge. Das Problem war nur, dass ich die verwendete Zahnbürste anschließend nicht ausreichend säuberte ... und so bildeten sich innerhalb weniger Tage Bakterienfäden an den Borsten. Daraufhin probierte ich so gut wie alle Produkte auf dem Markt aus und landete bei der *TUNG Brush*. Diese Zungenbürste hat zwar ihren Preis, ist jedoch einfach anzuwenden, leicht zu säubern und kann mehrere Monate verwendet werden, ist ihr Geld also wirklich wert.

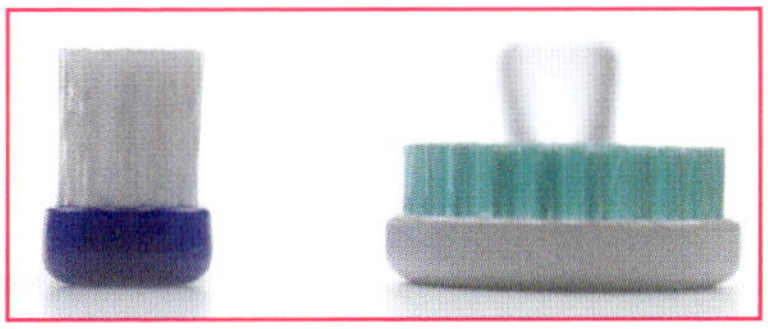

Die *TUNG Brush* von Dr. Wieder (siehe Abb. links, rechte Bürste) hat das größte Borstenfeld, das ich bei Zungenbürsten gefunden habe – für eine schnelle und effektive Reinigung. Der Bürstenkopf ist sehr flach, was es leicht macht, auch die hinteren Bereiche der Zunge zu erreichen.

Das Zungengel von Dr. Wieder enthält Zink, das schlecht riechende Schwefelwasserstoff-Verbindungen neutralisiert. Von der Menge her reicht ein erbsengroßer Tropfen *TUNG Gel Fresh Mint* für eine Zungenreinigung aus. Diesen bitte auf das vordere Ende der Zungenbürste auftragen. Das hat den Vorteil, dass Sie das Gel einfacher auf die hinteren Bereiche der Zunge bringen können.

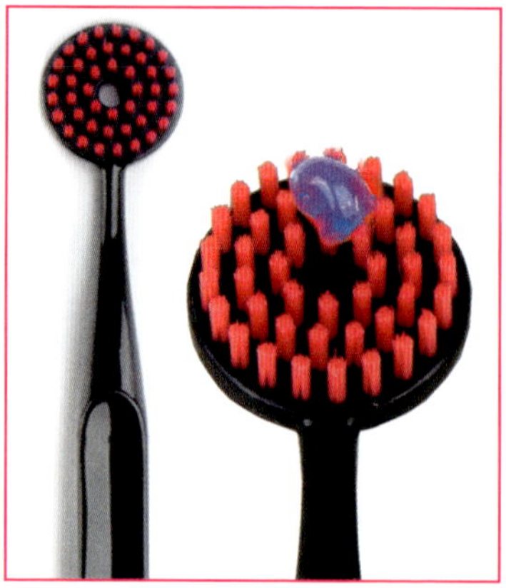

Die Zunge richtig reinigen – mit Zungenbürste und Gel

Achten Sie bei der Zungenpflege darauf, dass Sie die Zunge möglichst weit aus dem Mund herausstrecken. Dann ist sie nach oben gewölbt. Wenn Sie diese Spannung in der Zunge während der gesamten Zungenpflege halten, ist alles ganz einfach.

Sobald Sie die Zungenbürste auf die Zunge aufsetzen, lässt allerdings häufig die Muskelspannung in der Zunge nach. Normalerweise ist das ja auch gewünscht, da die Zunge den Speisebrei aufnimmt und beim Kauen im Mund verteilt. Lässt jedoch die Muskelspannung während der Zungenpflege nach, so lösen Sie oft einen Würgereflex aus, wenn Sie den Zungengrund putzen. Wenn Sie Probleme haben, können Sie die Zungenspitze (mit einem Waschlappen) festhalten und sie sanft nach vorn ziehen. Dies mildert auch den Würgereiz.[39]

Bitte die Zunge sanft, fast zärtlich reinigen. Bedenken Sie, dass die Zungenbürste recht harte Bürsten hat. Mit mehr Druck zu reinigen tut zwar nicht weh, doch es kann sein, dass die Zunge zu bluten beginnt, und das muss wirklich nicht sein. **Gehen Sie bitte stets achtsam und liebevoll mit sich um.** Streicheln Sie Ihre Zunge und schäumen Sie so mit Zungenbürste und Gel die angespannte Zunge einige Male von hinten nach vorn ein.

Danach den Mund ausspülen und die Zungenbürste unter Wasser mit den Fingern reinigen. Mit der gesäuberten Zungenbürste (ohne Gel) die Zunge nochmals sanft abziehen. Ist der Belag beseitigt, sind Sie fertig. Ansonsten können Sie den gesamten Vorgang von „Einschäumen, Ausspülen und Abziehen" mehrmals wiederholen. Diese Art der Zungenpflege reduziert Mundgeruch nachweislich.[40]

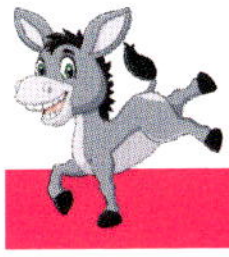

Probieren geht über Studieren!

Direkt nach einem Essen durchgeführt, beseitigt diese einfache Methode der Zungenpflege mit einer Zungenbürste und Gel oftmals rasch einen unangenehmen Geschmack im Mund. Die Zunge kann direkt nach dem Essen gereinigt werden, die Zähne sollten Sie erst ½ bis 1 Stunde nach dem Essen putzen!

Das Zungengel von Dr. Wieder – Eine Empfehlung wert!

Untersuchungen haben eindeutig ergeben, dass eine zusätzliche Zungenpflege besser gegen Mundgeruch hilft und die Wirkung länger anhält als Zähneputzen allein.[41] Zudem kann sie direkt nach dem Essen durchgeführt werden, während Zähneputzen mindestens ½ Stunde – besser 1 Stunde – danach noch tabu ist. Auch hat bekanntermaßen alleiniges Zähneputzen kaum einen Einfluss auf den schlechten Geschmack und Geruch im Mund am Morgen.[42] Eine gesäuberte Zunge hingegen verbessert sowohl Atemfrische als auch Geschmack.

Mittlerweile gibt es einige Zahncremes im Handel, die gegen Mundgeruch wirken. Zum einen enthalten diese jedoch häufig Fluorid (siehe Seite 119 ff.), zum anderen ist die Bürste nach dem Gebrauch schwer zu reinigen. Einfacher geht es mit dem fluoridfreien und zinkhaltigen *TUNG Gel Fresh Mint*-Zungengel von Dr. Wieder.

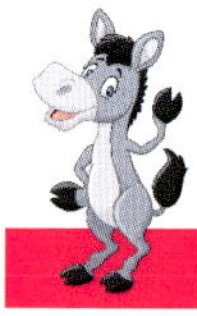

Persönliche Erfahrungen vom Mundgesundheits-Coach

Ich selbst habe früher die Zungenbürste auch mehrmals täglich verwendet, da meine Zunge stets einen deutlich sichtbaren Belag hatte. Dies lag wohl an meiner „Schlingnahrung", an Stress und anderen Faktoren. Tatsache ist, dass ich so gut wie keine Zungenpflege mehr brauche, seitdem ich regelmäßig Ölziehen praktiziere. Dieser Erfolg hat mich von der so einfachen und extrem effektiven Ölzieh-Methode überzeugt. Über das Ölziehen und die besten Produkte für diese effektive Technik zur Mundhygiene erfahren Sie mehr in meinem Buch *Heilende Mundspülungen* (siehe auch Infokasten Seite 141 f.).

Mundgeruch vertreiben – Probieren Sie's aus!

An dieser Stelle möchte ich alle mechanischen und chemischen Hilfsmittel auflisten, die für einen frischen Atem sorgen können. Am besten probieren Sie es selbst aus und schauen, was Ihnen am meisten liegt und gut für Sie funktioniert:

Mechanische Mittel für frischen Atem

Hier sind die folgenden Hilfsmittel zu nennen:

- Eine **effektive Interdentalpflege** (siehe Seite 43 ff.)
- Traditionell verwendete **Kaustäbchen** (siehe Seite 73 ff.)
- Ein **Minzeblatt kauen**

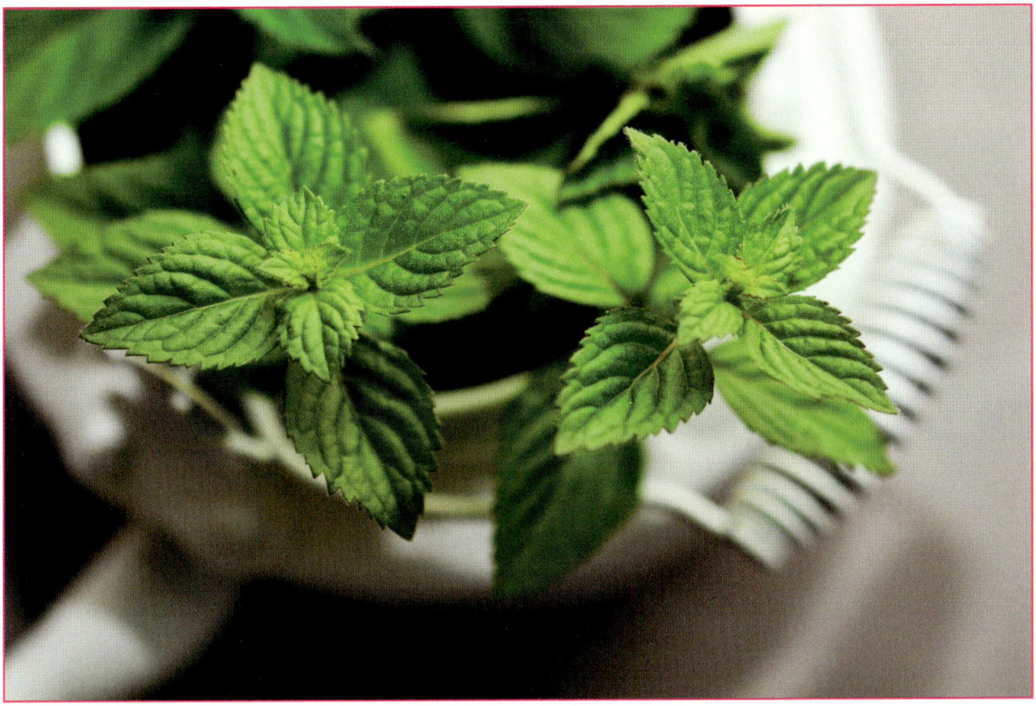

- Einige natürliche Substanzen haben eine desodorierende Wirkung gegen die geruchsbildenden Schwefelverbindung (CH_3SH). Die meisten davon enthalten **Polyphenole** und Phenolderivate.[43] Zu den polyphenolreichen Lebensmitteln gehören Grünkohl, Radieschen und Weißkohl.[44] Die polyphenolreichste Pflanze Europas ist die Zistrose. Diese und ihre Wirkungen werden in meinem Buch *Heilende Mundspülungen* näher beschrieben.
- **Regelmäßiges Zähneputzen (**Seite 71 ff. und 117 ff.)
- **Regelmäßige Zungenreinigung** (siehe Seite 164 ff.)
- **Regelmäßige Therapien beim Zahnarzt:** professionelle Zahnreinigung, Kariestherapie, *Parodontitis*-Therapie, Erneuerung von beschädigtem Zahnersatz (Inlays, Kronen, Prothesen)

Info

Polyphenole – Ein Multitalent im Dienste unserer Gesundheit

Unter **Polyphenolen** fasst man **Gerbstoffe** und **Flavonoide** zusammen.[45] In **Flavonoiden** ist der Begriff *flavus*, für „gelb", enthalten. Pflanzen, die Flavonoide enthalten, wurden früher zum Färben von Wolle und Baumwolle eingesetzt. **Pflanzen, die große Mengen an Flavonoiden enthalten**, sind Birkenblätter *(Betulae folium)*, Goldrutenkraut *(Solidago virgaurea)*, Holunderblüten *(Sambuci flos)*, Römische Kamille *(Matricariae flos)*, Lindenblüten *(Tiliae flos)* und Mariendisteln *(Cardui mariae fructus)*. Alle genannten Pflanzen haben antioxidative Eigenschaften. Darüber hinaus schützen sie unspezifisch die Kapillaren, unsere kleinen Blutgefäße. Therapeutisch setzt man sie auch bei Skorbut ein. Diese Seefahrerkrankheit geht mit starkem Zahnfleischbluten und Zahnverlust einher.[46]

Flavonoidreiche Obstsorten sind Äpfel, Brombeeren, Himbeeren, Holunderbeeren, Kirschen und Weintrauben.[47] Wer unter Zahnerosionen leidet, sollte sie mit Bedacht konsumieren und danach den Mund mit stillem Wasser spülen und/oder einige Minuten zuckerfreien, xylitolhaltigen Kaugummi kauen (zu „Xylitol" siehe Infokasten Seite 27 f.).

Gerbstoffreiche Pflanzen werden bei Erkrankungen des Verdauungstraktes einschließlich des Mund-Rachen-Raumes eingesetzt. Dazu zählen Brombeerblätter *(Rubi fruticosi folium)*, Gänsefingerkraut *(Potentillae anserinae herba)*, Heidelbeeren *(Myrtilli fructus)*, Myrrhe *(Myrrha)*, Odermennigkraut *(Agrimoniae herba)*, Ratanhiawurzel *(Ratanhiae radix)*, Rosenblüten *(Rosa flos)*, Salbeiblätter *(Salviae folium)*, Syzygiumrinde *(Syzygii cumini cortex)*, weiße Taubnesselblätter *(Lamii albi flos)* und Tormentillwurzelstock *(Tormentillae rhizoma)*. Bitte trinken Sie den aus diesen Pflanzen zubereiteten Tee ungesüßt[48] und vermeiden Sie Pflanzen, gegen die Sie allergisch sind.

Chemische Mittel für frischen Atem

Zunächst einmal gibt es eine ganze Reihe von Produkten, mit denen Sie Ihren Mund spülen können:

- **Mundspülungen*** mit Cetylpyridiniumchlorid, Chlordioxid (einem stark oxidierenden Mittel, das die geruchsbildenden Schwefelverbindungen reduzieren kann)[49], Chlorhexidin, wichtigen Bestandteilen von essenziellen Ölen wie Eucalyptol, Menthol- (kann allerdings Asthma auslösen[50]), Thymol sowie mit Methylsalicylaten (z. B. *Listerinen®*) und Natriumbicarbonat (Natron), Triclosan, Wasserstoffperoxid, Zeolithwasser sowie mit Lösungen mit Metallionen von Kupfer, Magnesium, Natrium, Zinn und Zink (Diese reagieren mit Schwefel.)[51]
- **Ölziehen, regelmäßig praktiziert** (siehe Infokasten Seite 141 f.)
- **Zeolith-Kautabletten** (z. B. *TOXAPREVENT® HALISTOP®-Kautabletten* von *Froximun®*)
- **Zeolith-Zahnpasten** von *Wilms® PinusMineral*-Zahncremes und *Froximun®* (siehe Seite 147 f. und 152 f.)
- **Kaugummi mit Xylitol** (siehe Infokasten Seite 27 f.)
- **Oxidierende Pastillen**

---

* In ihrem Buch *Heilende Mundspülungen* stellt Dr. med. dent. Nicole Wagner diese Mundspülungen ausführlich vor. Sie erfahren, welche starken Nebenwirkungen die käuflichen Spülungen haben und welche äußerst wirkungsvollen Alternativen es gibt. In den letzten Jahren wurden spannende Untersuchungsergebnisse veröffentlicht. Dabei verglichen Wissenschaftler auch medizinische Lösungen mit der Ur-Heilmethode des Ölziehens. Die Forschungsergebnisse sind beeindruckend.

Lösungen mit Metallionen gegen Mundgeruch

Folgende Metallionen finden sich oft in Mundlösungen wieder, die Sie käuflich erwerben können:

Kupferchlorid ist die effektivste Metalllösung, um die Hydrogensulfid-Bildung mehrere Stunden lang zu reduzieren. Das Problem bei diesem Mittel ist, dass es die Zähne verfärbt.[52]

Zink gilt als Mittel der Wahl, da es kaum giftig ist und nicht zu Verfärbungen führt.[53] Eine Untersuchung aus dem Jahr 2003 mit 1-prozentiger Zinkacetat-Lösung ergab eine exzellente Wirkung gegen Schwefelverbindungen, die über den gesamten getesteten Zeitraum von 3 Stunden nach der Anwendung anhielt. Als Nebenwirkung zeigte sich jedoch ein metallischer Nachgeschmack.[54]

Während **Zink- oder Chlorhexidin-Lösungen** für sich allein eine Wirkungsdauer von etwa 1 Stunde haben, zeigt die Kombination von **Zink mit Chlorhexidin** eine Effektivität über 9 Stunden. Die Verbindung von **Cetylpyridiniumchloroid und Zink** war allerdings nicht wesentlich besser als die Wirkung von Zink allein.[55]

Eine Doppelblindstudie ergab die Wirksamkeit einer Mundspülung (Inhaltstoffe: 0,05 Prozent Chlorhexidin, 0,05 Prozent Cetylpyridiniumchloroid und 0,14-prozentiges Zinklactat) gegen Mundgeruch. Als Nebenwirkung trat jedoch eine Verfärbung des Zungenrückens auf. [56]

Info

Honig – Der Geheimtipp in Sachen „Zungenreinigung"

Süßigkeiten mit Honig sind gegen Mundgeruch wirksam.[57] Honig wirkt gegen *Streptococcus mitis, Streptococcus sobrinus* und *Lactobacillus casei*. Zudem setzt er die Säureproduktion dieser Erreger herab.[58] Eine preiswerte Variante der Zungenreinigung ist es, täglich ½ bis 1 Teelöffel Honig genüsslich im Mund zergehen zu lassen.

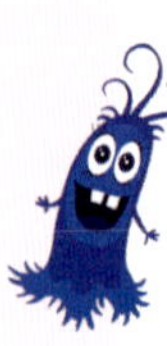

Bei schlechtem Atem hilft ein Mundwasser, das Sie in **1 Glas Wasser mit 5 Gramm (etwa 1 Teelöffel) gemahlenem Zimt und 5 Millilitern (etwa 1 Teelöffel) Bienenhonig** selbst herstellen.[59]

Einer der wirksamsten Honige der Welt ist der neuseeländische ***Manuka-*****Honig**. Er wird von Honigbienen aus dem Blütennektar der Südseemyrte (*Leptospermum scoparium*), einer Verwandten des australischen Teebaumes, hergestellt. Seine Heilkraft ist beeindruckend. Er enthält MGO (Methylglyoxal), ein Zuckerabbauprodukt, das der deutsche Professor Dr. Thomas Henle (*1961) entdeckt hat.[60] Dieser Wirkstoff behält unter schwierigsten Voraussetzungen seine antibakteriellen Eigenschaften.[61] Selbst diabetische Füße, die fast hätten amputiert werden müssen, konnten mithilfe von Honig-Applikationen gerettet werden. Da man Manuka-Honig im Mund lokal anwenden kann, reicht ein Honig mit einem MGO-Wert von 100 bis 250 aus. Außerdem ist Manuka-Honig nicht so süß wie seine Verwandten.

Sie haben sich den Mund verbrannt? Lassen Sie 1 Teelöffel Honig im Mund zergehen. Das ist eine einfache und hocheffektive Sofortmaßnahme, die bewirkt, dass am nächsten Tag von der Verbrennung meist nichts mehr zu spüren ist.

Produkte wie Minzbonbons, Kaugummis, Mundwasser und Zahncreme regen den Speichelfluss an und/oder sind wie eine Deodorant, weil sie ätherische Öle enthalten. Doch diese Wirkung ist meist nur von kurzer Dauer.[62] Anhaltender Mundgeruch beruht in der Regel darauf, dass sich in manchen Bereichen des Mundes Erreger in Massen tummeln. Brutstätten sind Belag auf der Zunge, die Bereiche zwischen den Zähnen, auf erneuerungsbedürftigem Zahnersatz und am Zahnfleischsaum, kariöse Zähne usw. Das alles kann sehr übel riechen. Einer solchen Ansammlung allein mit Deo entgegenzutreten ist aussichtslos.

Wird der Belag jedoch beseitigt, wirkt zum einen das Deo besser, zum anderen reduziert sich der Bedarf, den Geruch zu „übertünchen", da die Geruchsursache beseitigt ist.

Fazit

Untersuchungen haben bestätigt, dass gesunde und/oder gut sanierte Zähne zu putzen allein nicht ausreicht, um schlechten Atem zu bessern. Zungenreinigung und/oder Mundspülungen zeigen hingegen eine deutliche Reduzierung der geruchsbildenden Schwefelverbindungen.[63] Für einen kussfrischen Atem sollten Sie also einfach zusätzlich zur Zahn- eine Zungenpflege praktizieren.

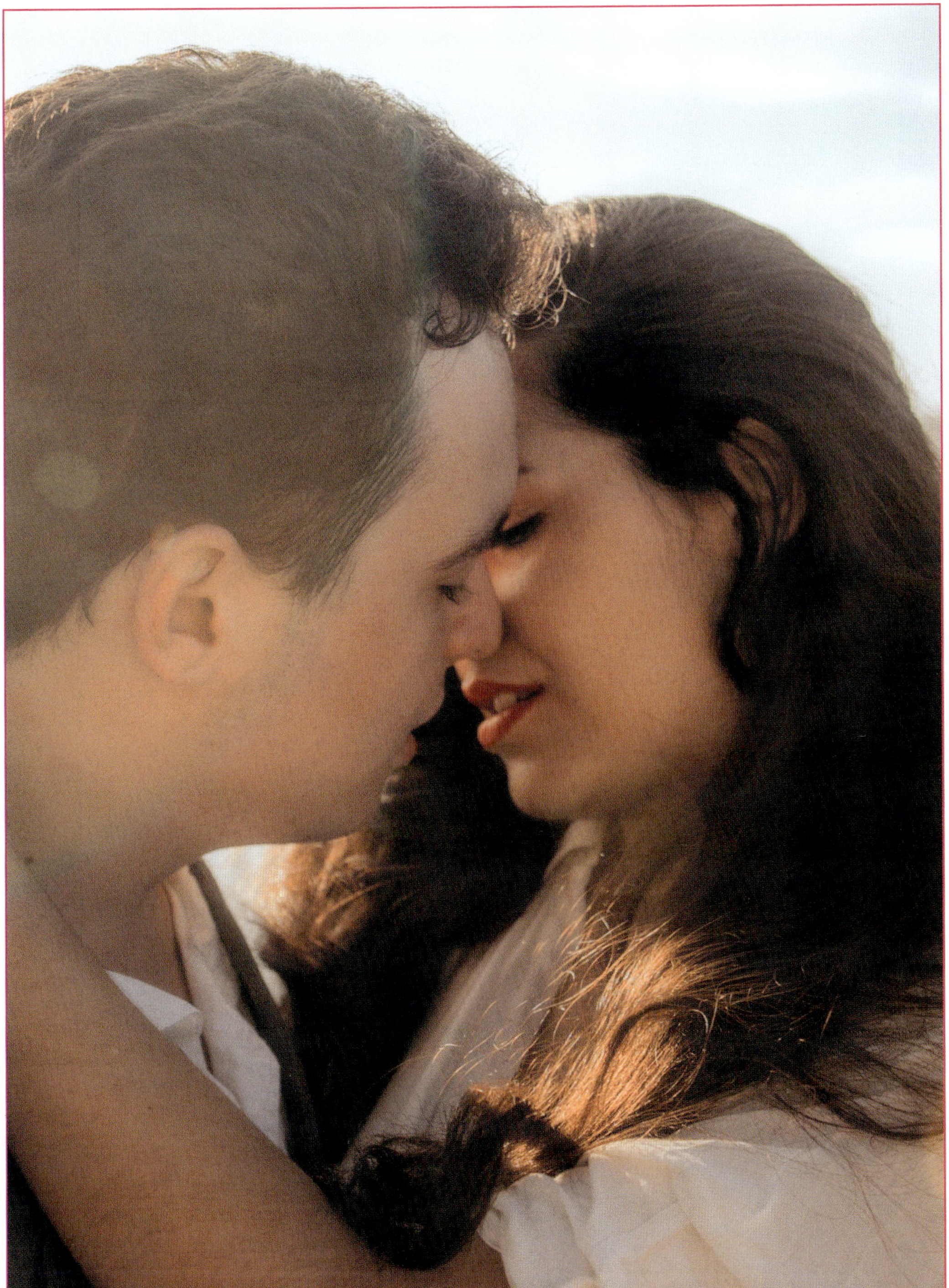

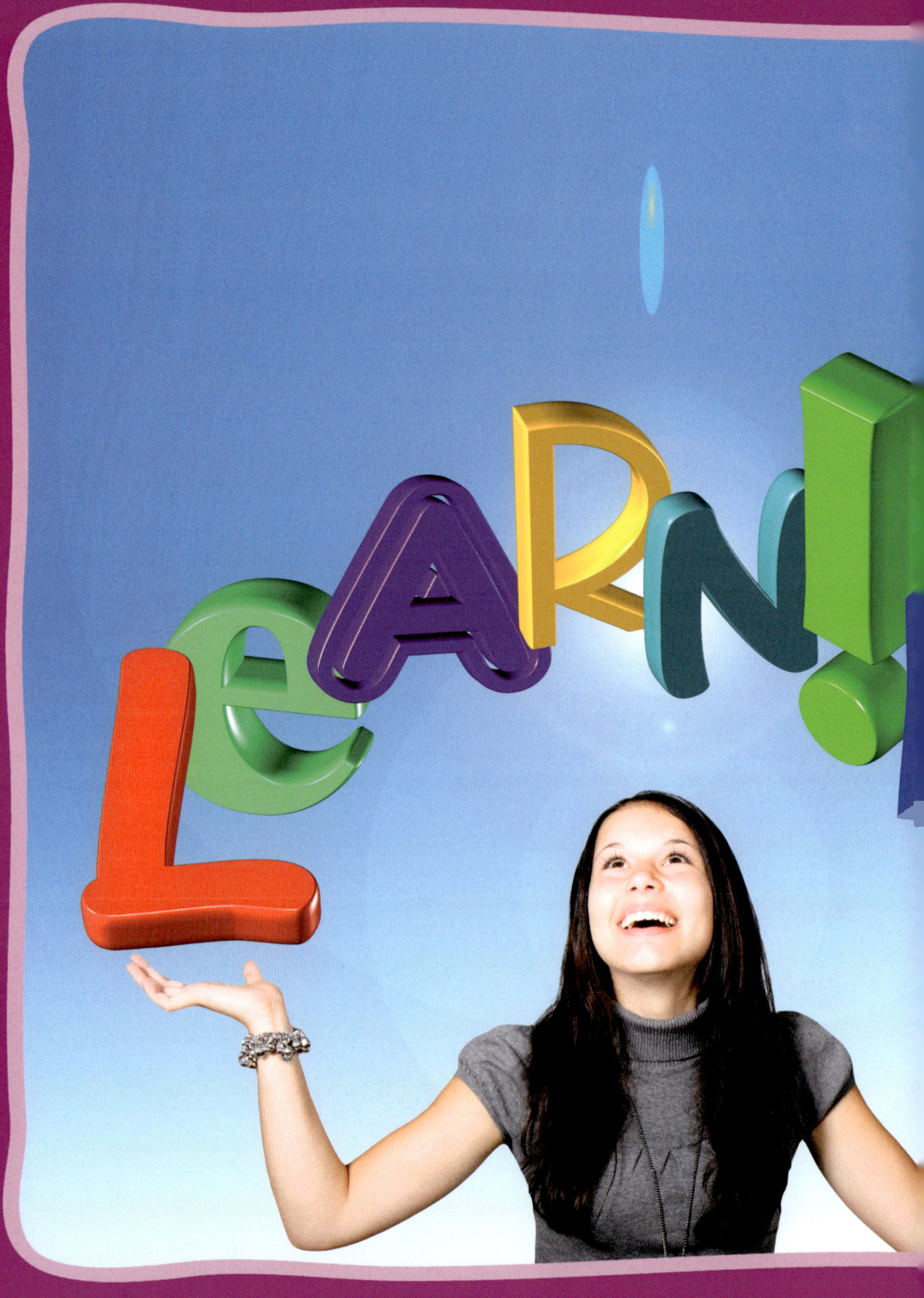

Selbst-Coaching – Wie Sie Ihre Mundhygiene optimieren

In diesem Kapitel erfahren Sie, wie Sie selbst zum Profi in Sachen „Mundhygiene" werden. Eine allgemeine Bestandsaufnahme hilft, den Status quo zu erkunden. Dabei nehmen Sie Ihren Mund – Zahnfleisch und Zähne – bewusster mit Ihren Sinnen wahr. Anschließend erfahren Sie, wie Sie schädlichen Belag sichtbar machen und dann beobachten, wie gut Ihre Zahnpflege funktioniert – und wie sich die Zahnhygiene und damit Ihre Zahngesundheit verbessern.

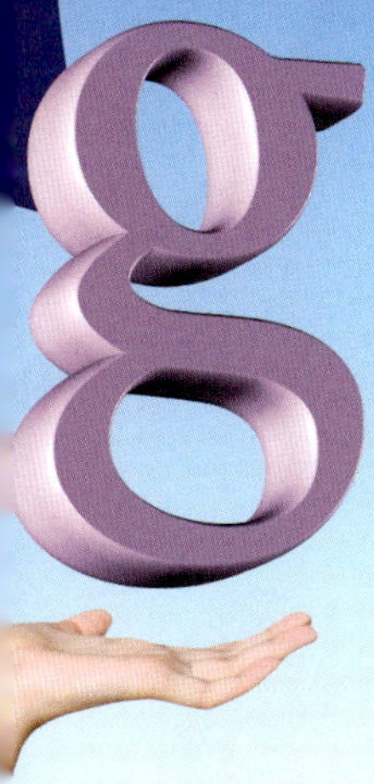

Selbst-Coaching – Wie Sie Ihre Mundhygiene optimieren

Allgemeines über das menschliche Gebiss

Ein **vollständiges Milchgebiss** hat 20 Zähne (siehe Abb. unten). Pro Kiefer finden sich 4 Schneidezähne, die dem Schneiden der Nahrung dienen. Im Unterkiefer sind sie alle etwa gleich groß. Im Oberkiefer sind die mittleren größer und die danebensitzenden etwas kleiner. Die Schneidezähne werden von jeweils 1 Eckzahn eingerahmt, gefolgt von je 2 Milchbackenzähnen (Milchmolaren) auf jeder Seite. Im Milchgebiss finden sich also 4 Schneidezähne, 2 Eckzähne und 4 Milchbackenzähne.

Der erste bleibende Zahn des menschlichen Gebisses bricht hinter dem letzten Milchbackenzahn durch. Man nennt ihn „6-Jahr-Molar", da er beim Kind etwa im Alter von sechs Jahren nach außen drängt. Sein nächster Nachbar, der dann hinter ihm liegende Backenzahn, kommt erst etwa 6 Jahre später, wenn das Kind zwölf Jahre alt ist (12-Jahr-Molar). Bevor er durchbricht, fällt meist der vor dem 6-Jahr-Molar befindliche letzte Milchbackenzahn aus. Sobald das bei Ihrem Kind geschehen ist, sollten Sie einen Zahnarzttermin vereinbaren, denn: Karies zwischen diesen Zähnen kann nun zahnschonend restauriert werden. Der bleibende Zahn kann jetzt von der Seite her behandelt, muss nicht von oben durchbohrt werden.

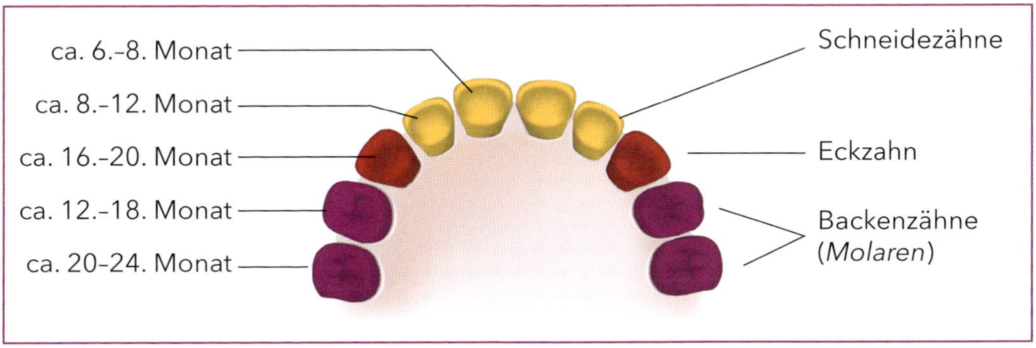

Reihenfolge, in der die Zähne beim Kind durchbrechen (Milchgebiss)

Die Weisheitszähne (siehe Abb. unten) brechen manchmal erst im Erwachsenenalter oder sogar im Greisenalter durch. Letzteres kann geschehen, wenn der Knochen im Alter schrumpft. So mag ein über Jahrzehnte im Knochen schlummernder Zahn auf einmal sichtbar werden. Weisheitszähne fehlen aber auch häufig, da sie entweder gar nicht genetisch angelegt sind oder entfernt wurden.

Wie das Milchgebiss hat das **vollständige Erwachsenengebiss** in jedem Kiefer 4 Schneidezähne, die von Eckzähnen eingerahmt sind. Im Seitenzahnbereich schließen sich an die Eckzähne auf jeder Seite 2 kleine Backenzähne, sogenannte Vorbackenzähne (*Prämolaren*), an. Es sind die Zähne, die auf jeder Seite vor den je 3 etwa doppelt so großen Mahlzähnen (*Molaren*) stehen. Den letzten, den dritten Molar, nennt man, wie bereits erwähnt, auch „Weisheitszahn". Ein vollständiges Erwachsenengebiss hat also insgesamt 32 Zähne (siehe Abb. unten), in jedem Kiefer 16.

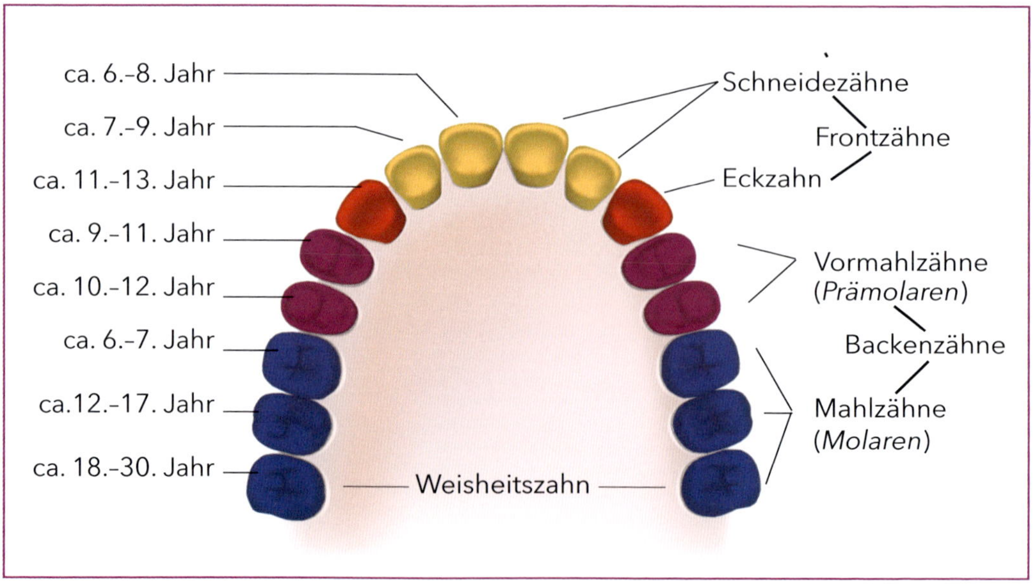

Reihenfolge, in der die Zähne des Erwachsenengebisses durchbrechen

Der Status quo im Mund – Ihre persönliche Bestandsaufnahme

Auf den folgenden Seiten finden Sie Abbildungen eines vollständigen Gebisses aus unterschiedlichen Perspektiven – von außen vorn, links und rechts; die Kaufläche; von innen vorn, links und rechts – und das in jedem Kiefer. Wenn Sie mögen, können Sie Ihren Status und Ihre Erfolge dokumentieren. Dafür kopieren Sie die Doppelseite mit den Abbildungen einfach und notieren bzw. markieren darauf während Ihrer Selbstuntersuchung detailliert den Status Ihres Gebisses (siehe Abbildungen auf den folgenden beiden Seiten). Versehen Sie Ihre Kopien mit einem Datum, falls Sie den Stand der Dinge von Zeit zu Zeit wieder ermitteln möchten.
Sollten Sie herausnehmbaren Zahnersatz haben, so nehmen Sie diesen bitte aus dem Mund, bevor Sie beginnen, Ihren Mund zu erforschen.

Bitte markieren Sie zuerst die Zähne, die Ihnen fehlen. Sie können sie auch komplett schwarz ausmalen. Anschließend zählen Sie einfach Ihre Zähne im Mund durch und überprüfen anhand der Abbildungen, ob Sie alle Zähne richtig erfasst haben.

Haben Sie fehlende oder verschachtelt stehende Zähne, so können Sie die Zähne aus Ihrer Kopie auch ausschneiden und so auf ein zweites Blatt Papier kleben, wie diese in Ihrem Mund stehen. Das Ergebnis ist Ihre ganz individuelle Kopiervorlage.

Versehen Sie die Kopien Ihres Zahnstatus mit einem Datum, so können Sie Ihre Erfolge mit einer verbesserten Zahnpflege über die Zeit dokumentieren. Die Wahrscheinlichkeit ist groß, dass Ihr Zahnfleisch durch die Verbesserung der Mundhygiene heller wird, dass Blutungen nachlassen, die Mundfrische zunimmt und Sie mehr und mehr Gesundheit ausstrahlen. Sie werden sich energiegeladen und leistungsfähig fühlen.

Datum: ______________________________

Unterkiefer

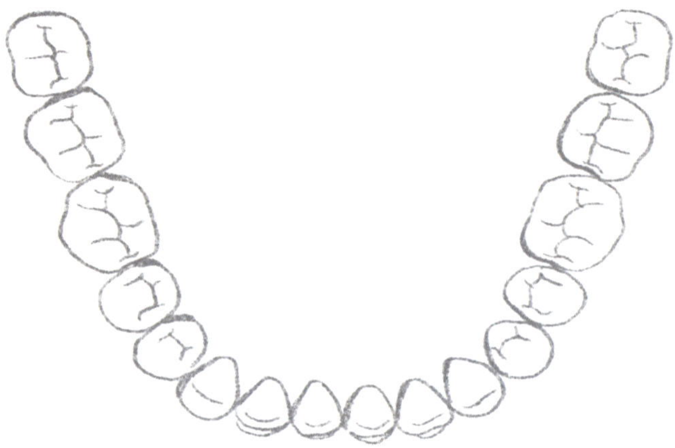

Unterkiefer Kauflächen

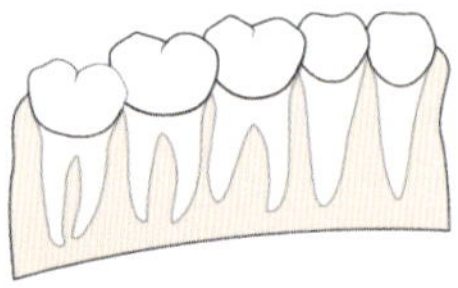

Unterkiefer links innen

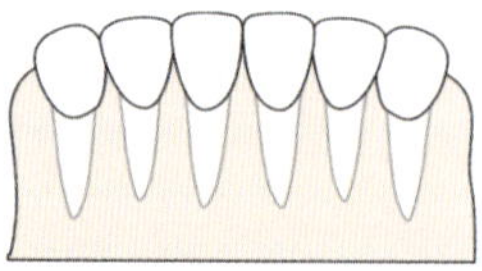

Unterkiefer Front innen

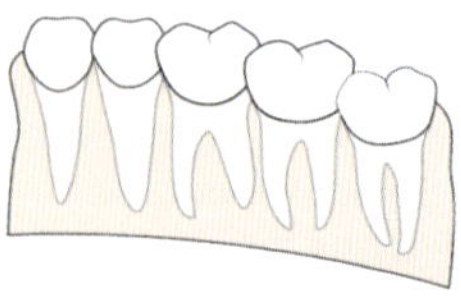

Unterkiefer rechts innen

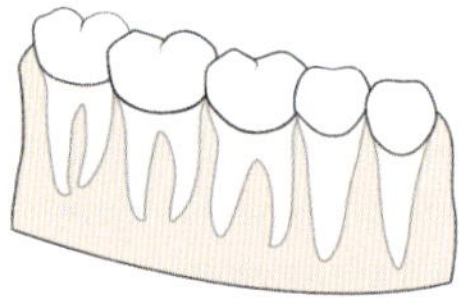

Unterkiefer links außen

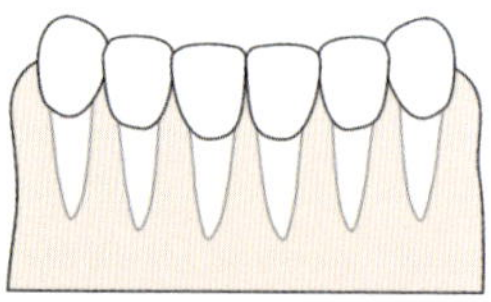

Unterkiefer Front außen

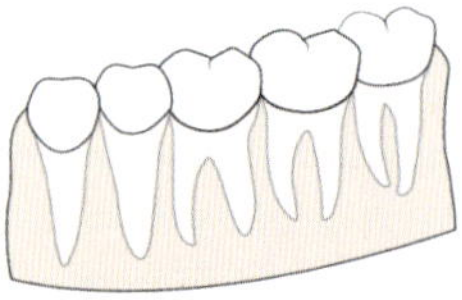

Unterkiefer rechts außen

Ihr persönlicher Mundstatus (Bitte kopieren Sie diese Doppelseite und verwenden Sie sie für Ihr Selbst-Coaching.)

Datum: ______________________________

Oberkiefer

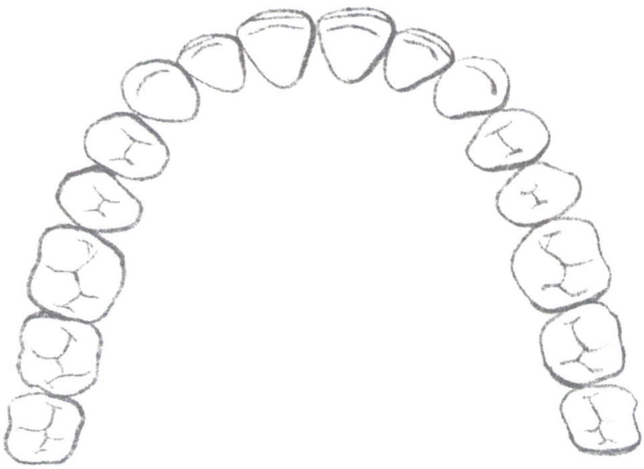

Oberkiefer Kauflächen

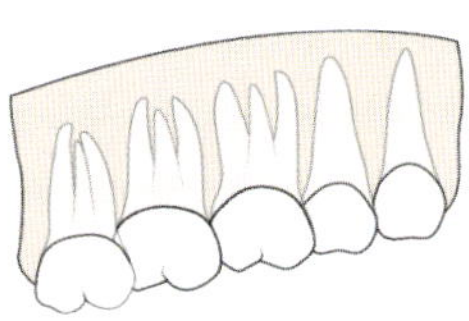

Oberkiefer links innen

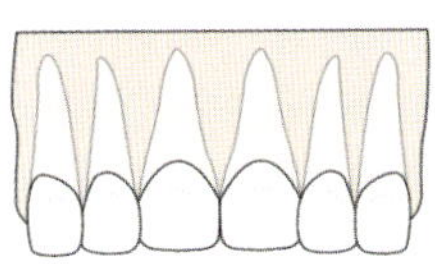

Oberkiefer Front innen

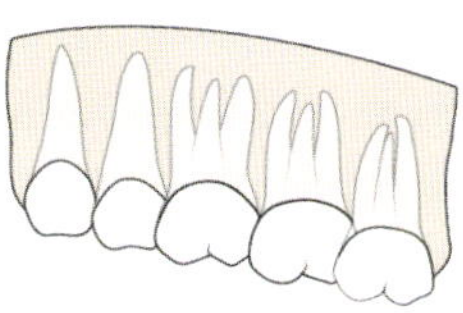

Oberkiefer rechts innen

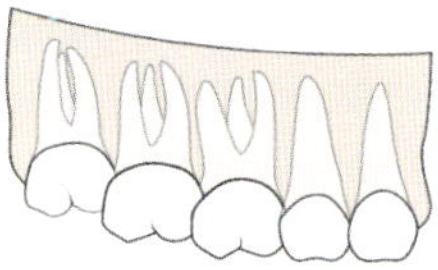

Oberkiefer links außen

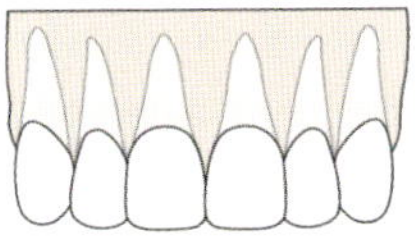

Oberkiefer Front außen

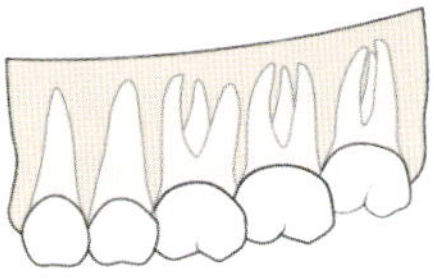

Oberkiefer rechts außen

Kosmos „Mund" – Die Reise beginnt!

Die folgenden Seiten helfen Ihnen dabei, Ihren Mundraum – das Zahnfleisch und die Zähne – besser kennenzulernen. Ein Großteil der Menschen hat diesen Bereich des Körpers wahrscheinlich noch nie wirklich mit allen Sinnen wahrgenommen. Wenn Sie mögen, halten Sie Ihre Befunde fest. Das wird Ihnen helfen, positive Veränderungen bewusster zu machen.

Hierzu eine kleine Überlegung: Stellen Sie sich vor, Sie müssten mit verbundenen Augen ein Zimmer aufräumen. In diesem Raum leben Sie bereits Ihr ganzes Leben lang. Daher ist Ihnen bewusst, wo welche Gegenstände stehen, und Sie kennen auch alle Ecken und Winkel. Die Aufgabe ist wahrscheinlich schwierig, aber doch irgendwie zu bewältigen. Nun sollen Sie mit verbundenen Augen in einem Zimmer Ordnung schaffen, das Sie zwar kennen, aber bis dato nie wirklich erforscht haben. Sie wissen nicht, wo genau sich welches Möbelstück oder welcher Gegenstand in diesem Raum befindet. Das ist eine wesentlich schwierigere Aufgabe!

Ein Großteil der Menschen geht bei der Mundpflege vor wie im zweiten Fall beschrieben. Kaum einer kennt die Ecken und Nischen in seinem Mund. Fast keiner weiß, wo sich das eigene Zahnfleisch bereits zurückgezogen hat. Je mehr Sie sich also in diesem Bereich auskennen, desto einfacher ist es, ihm eine gute Pflege zukommen zu lassen.

Es ist spannend, die Welt Ihres Mundes zu erforschen. Der Mund ist doch ein so wesentlicher Teil unseres Körpers: Sein Geruch kann anziehen oder abstoßen. Ohne ihn wäre Sprache unmöglich. Durch ihn nehmen wir unsere Nahrung auf, mit unseren Zähnen zerkleinern wir sie und Enzyme in unserem Speichel beginnen hier mit der Verdauung. Der Mund ist ein Teil des Körpers, der das Außen mit unserem Inneren verbindet. Nicht umsonst gelten strahlend weiße und gesunde Zähne als sexy: Sie stehen für Gesundheit und Kraft.

Sie können die Erforschung Ihres Mundes mehr oder wenig aufwendig durchführen – je nach Zeit und Lust:

- **Level 1:** Sie lesen die Zeilen einfach durch. Das wird Ihnen bereits helfen, ein Gefühl und ein Bewusstsein für diesen so wichtigen Bereich Ihres Körpers zu bekommen.
- **Level 2:** Sie dokumentieren den Status in Ihrem Mund, indem Sie Fotos machen, schriftlich festhalten, was Sie sehen; selbst Zeichnungen anfertigen oder die Kopie der Abbildungen (Seite 182 f.) verwenden, sie ausmalen, ergänzen und Wichtiges schriftlich darauf festhalten.

Info

Der Mundspiegel – Ein unverzichtbares Hilfsmittel bei der Erforschung Ihres Mundraums

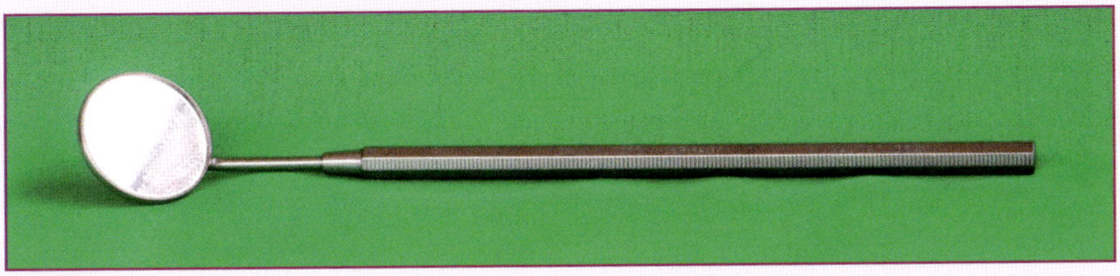

Um die Innenflächen oder auch die hinteren Zähne untersuchen zu können, ist ein kleiner Mundspiegel hilfreich. Mit dessen Hilfe können Sie vor Ihrem Badezimmerspiegel wirklich alle Bereiche in Ihrem Mund ansehen.

Sollte Ihr kleiner Spiegel im Mund beschlagen, können Sie ihn einige Sekunden unter heißes Wasser halten, bevor Sie ihn erneut in den Mund einführen. Zudem beschlägt der Spiegel weniger, wenn Sie durch die Nase ein- und ausatmen.

Dokumentieren Sie also den Status in Ihrem Mund. Machen Sie hierfür eine Kopie der Mundstatus-Abbildungen und halten Sie darauf fest, was

Sie sehen und erkunden. Sie können z. B. Zahnbereiche mit Zahnstein anmalen oder Details zu einzelnen Zähnen aufschreiben ... Lassen Sie uns nun mit dem Erforschen beginnen.

Schritt 1: Das Zahnfleisch ansehen

Am besten ist es, Sie beginnen mit einem Bereich, den Sie leicht einsehen können. Stellen Sie sich also vor Ihren Badezimmerspiegel. Halten Sie den Mund locker geschlossen und ziehen Sie die Unterlippe mit Ihren Fingern sanft nach unten. Das ermöglicht Ihnen einen Blick auf die Außenflächen des Zahnfleischs im Frontbereich des **Unterkiefer**s. Welche Farbe haben sie? Ist das Zahnfleisch hier zart rosa, rötlich oder eher blau? Notieren Sie, was Sie sehen, wenn Sie das möchten.

Füllt das Zahnfleisch den Zwischenraum wie ein Zipfel komplett aus? Oder ist es eher plan? Gibt es einen Spalt, weil das Zahnfleisch sich zurückgezogen hat? Wenn Sie mögen, machen Sie ein Foto. Sie können die Ergebnisse auch in die Kopien Ihrer individuellen Vorlagen eintragen. Nun haben Sie den 1. Schritt geschafft. Herzlichen Glückwunsch!

Optimal ist es, wenn Sie jedem Zahn und dem ihn umgebenden Zahnfleisch eine solche Visite gönnen. Gehen Sie also durch Ihren gesamten Unterkiefer: Sehen Sie sich das Zahnfleisch auf der Außenseite genau an, zuerst auf der rechten Seite, dann auf der linken. Nun fahren Sie mit den Innenflächen des Unterkiefers fort: im Frontbereich, auf der rechten und auf der linken Seite.

Sind Sie fertig? Dann wiederholen Sie das Ganze im **Oberkiefer**: zuerst die Außenflächen im Frontbereich, dann die rechte und anschließend die linke Seite außen. Und anschließend kommt die Innenseite dran.

In den Bereichen, die Sie schwer einsehen können, hilft Ihnen der kleine Mundspiegel.

Wahrscheinlich werden Sie feststellen, dass das Zahnfleisch um die Eckzähne herum dunkler ist. Und oft hat der Bereich um den einen

Eckzahn eine andere Farbe als der auf der anderen Seite. Das ist nicht ungewöhnlich und rührt daher, dass in dem dunkleren Bereich wahrscheinlich mehr Belag liegt und das Zahnfleisch entzündet ist.

Extra für Fortgeschrittene und Profis: Ganz genau hinsehen
Ist das Zahnfleisch eher straff (st), hat es kleine Tupfen (T) an der Oberfläche, ist es eher glatt (g) oder sogar aufgedunsen (a). Auch das können Sie beispielsweise mit Buchstaben in Ihre „Mundstatus-Kopie" (siehe Seite 182 f.) eintragen.

Die kleinen Tupfen an der Oberfläche nennt man „Stippelungen". Sie sind ein Hinweis auf die Verbindung des Zahnfleischs mit dem Knochen. Mit zunehmender Entzündung schwillt das Zahnfleisch an und die Stippelungen nehmen ab, das Zahnfleisch wird glatt oder sogar aufgedunsen.

Schritt 2: Zahnstein sichten

Zahnstein kann an allen Zähnen vorkommen. In absteigender Häufigkeit findet man ihn an der

1. Innenseite der Frontzähne des Unterkiefers
2. Außenfläche der Frontzähne des Unterkiefers
3. Außenfläche der Backenzähne im Oberkiefer

Und so betrachten Sie hier zunächst die Innenseite der Frontzähne im Unterkiefer. Befinden sich an manchen Stellen gräuliche Ablagerungen? Das ist Zahnstein. Wenn Sie möchten, halten Sie Ihren Befund fest (durch ein Foto, schriftliche Beschreibung oder das Ausmalen der betroffenen Zähne mit einem hellgrauen Stift auf Ihrer „Mundstatus-Kopie"). Zahnstein ist ähnlich hart wie Stein – das sagt ja schon der Name. Das bedeutet, dass Sie ihn selbst nicht mehr entfernen können. Hier brauchen Sie einen Profi. Vereinbaren Sie möglichst zeitnah einen Termin für eine professionelle Zahnreinigung. Ihre Mundhygiene können Sie hingegen sofort optimieren und damit die Gesundheit Ihres Zahnfleisches verbessern. Eine Folge: Die Zahnreinigung wird angenehmer.

Lassen Sie uns fortfahren mit der Analyse des Status quo:

Schritt 3: Geschmack und Geruch im Mund

Ziehen Sie die Luft kräftig zwischen zwei Zähnen durch. Gibt es dabei einen Bereich, der anders schmeckt als die anderen? Wenn ja, wie?

Wenn Sie bereits Zwischenraumpflege betreiben, reinigen Sie einen Zwischenraum mit Ihrer Interdentalbürste. Außerhalb des Mundes schwenken Sie das Bürstchen ein wenig, damit die Flüssigkeit verdunstet. Dann halten Sie es unter Ihre Nase und kontrollieren den Geruch. Vor dem nächsten Zwischenraum reinigen Sie bitte Ihr Interdentalbürstchen gründlich mit den Fingern unter fließendem warmem Wasser. Gehen Sie auf diese Weise durch alle Interdentalbereiche Ihres Gebisses. So verschaffen Sie sich eine Übersicht darüber, wo in Ihren Mund es wie riecht. Ist der Geruch in allen Bereichen gleich oder gibt es Unterschiede? Auch diese Erfahrung können Sie dokumentieren.

Schritt 4: Das Gefühl im Mundbereich

Schließen Sie die Augen und erkunden Sie mit Ihrer Zunge bewusst die Mundhöhle. Fahren Sie über die Zähne: Gibt es Unterschiede in der Oberflächenstruktur? Fühlt sich ein Bereich eher glatt oder eher rau an? Gibt es scharfe Kanten? Wie stehen die Zähne zueinander? Sind sie in einer Reihe angeordnet oder eher verschachtelt, sodass kleine Nischen bestehen?

Extra für Fortgeschrittene und Profis: Wie fest sitzen die Zähne im Kiefer?

Für diesen Teil der Untersuchung können Sie den Stiel des Mundspiegels, ein Stück eines Holzspatels, ein stumpfes Holzstäbchen oder den Stiel Ihrer Zahnbürste verwenden.

Beginnen Sie am besten hinten im Mund und gehen Sie von Zahn zu Zahn weiter: Üben Sie mit dem Hilfsmittel seitlichen Druck auf den Zahn aus, als wollten Sie den Zahn nach innen oder außen bewegen. Wenn er sich nicht rührt, dann sitzt er fest im Kieferknochen. Zur Dokumentation können Sie in oder über die entsprechende Zahnkrone auf Ihrer „Mundstatus-Kopie" eintragen: Der Zahn ist fest.

Lässt sich der Zahn bis zu 1 Millimeter bewegen, vermerken Sie eine 1. Ist die Bewegung größer, tragen Sie eine 2 ein. Sollte sich der Zahn bereits durch den Druck durch die Lippe oder Zunge deutlich bewegen lassen – also ohne den Gebrauch eines Hilfsmittels –, dann tragen Sie eine 3 ein. Diese Werte helfen Ihnen, zu kontrollieren, ob sich lockere Zähne wieder festigen. Zusammenfassend können Sie also hier die folgenden Ziffern verwenden: Für Zähne, die

- keine Auslenkung haben: 0
- eine Auslenkung bis zu 1 Millimeter haben: 1
- eine Auslenkung von mehr als 1 Millimeter haben: 2
- eine starke Auslenkung bereits durch Druck mit der Zunge oder der Lippe haben: 3

Farbige Plaquekontrolle – Für mehr Effektivität in der Zahnhygiene

Wichtig: Bitte färben Sie Ihre Zähne nicht an, wenn Sie anschließend ein wichtiges Gespräch haben. Möglicherweise können Sie die Verfärbungen nicht alle sofort beseitigen.
Sie können die Anfärbetechnik auf zwei verschiedene Arten nutzen:

Weg 1: Sie machen die Zahnbeläge sichtbar und entfernen sie anschließend. Färben Sie vor der Mundhygiene Ihre Zähne an und putzen Sie sie anschließend so lange, bis die Verfärbungen möglichst vollständig beseitigt sind. Dabei probieren Sie verschiedene Putztechniken aus und stoppen die Zeit, wenn Sie mögen. Dieser Weg hilft Ihnen, Ihre Putztechnik zu optimieren und zu kontrollieren.

Weg 2: Sie putzen Ihre Zähne und prüfen anschließend, wie effektiv Sie das getan habe. Reinigen Sie Ihre Zähne so gründlich wie möglich. Wenn Sie fertig sind, färben Sie sie an und überprüfen, ob sich Verfärbungen zeigen, die Ihre Schwachstellen beim Putzen offenbaren. Die verbliebenen Beläge entfernen Sie anschließend – und achten in Zukunft besonders aufmerksam auf diese Bereiche.

Sie können die unterschiedlichen Verfärbungen ebenfalls auf Ihrer „Mundstatus-Kopie" festhalten. Oder/und mit Fotos dokumentieren – die ja heute ganz schnell und einfach mit dem Handy zu machen sind. Ein mögliches Problem beim Fotografieren ist, dass Sie wahrscheinlich nicht alle Bereiche auf *einem* Foto erfassen können. Die Dokumentation schafft noch mehr Bewusstsein für die Problembereiche und hilft Ihnen, Ihren „Putzstil" nachhaltig zu verändern.

Achtung! Spätestens wenn es bei der Mundpflege blutet oder schmerzt, stimmt etwas nicht. Bekommen Sie den Bereich selbst nicht innerhalb weniger Tage in den Griff, vereinbaren Sie bitte einen Termin beim Profi.

Den Färbetest regelmäßig durchführen

Der Anfärbetest macht, regelmäßig durchgeführt, nicht nur Ihre Schwachstellen deutlich, er zeigt auch Ihre Erfolge auf.

Theoretisch können Sie den Belag auf Ihren Zähnen anfärben, so oft Sie wollen. Das ist jedoch meist nicht praktikabel, denn Sie brauchen sicherlich einige Zeit, um alle Verfärbungen wegzuputzen. Vielleicht färben Sie zu Beginn erst einmal täglich an – das dient der Umstellung und Optimierung Ihrer Putztechniken. Wenn das dann Erfolg zeigt, erhöhen Sie die Intervalle der Plaquekontrollen auf einmal wöchentlich, dann einmal monatlich und zum Schluss, wenn Sie ein Zahnhygiene-

Meister geworden sind, kontrollieren Sie nur noch einmal vierteljährlich. Sollte der Belag wieder zunehmen, verkürzen Sie die Abstände zwischen den Kontrollen einfach wieder.

Probieren geht über Studieren!

Einkaufsliste für die Plaquekontrolle

Für den Anfärbetest brauchen Sie die folgenden Hilfsmittel (siehe „Bezugsquellen für ausgewählte Produkte", Seite 200 ff.):

- **Lippenschutz** – wie Ihre vertraute Lippenpflege oder Butter, Kokosöl und Vaseline – schützt die Lippen vor der Färbelösung.
- **Interdentalbürsten-Mix** von *TePe*® enthält Interdentalbürsten verschiedener Größen in einer Packung.
- Ein kleiner **Mundspiegel** hilft, vor Ihrem großen Badezimmerspiegel schwierig einzusehende Bereiche zu kontrollieren.
- **Färbemittel** macht die Plaque, den bakteriellem Zahnbelag, sichtbar (zur Wahl des passenden Färbemittels siehe im Folgenden).
- **Malstifte**: Zum Dokumentieren von Verfärbungen auf Ihrer „Mundstatus-Kopie" sind Bundstifte in unterschiedlichen Farben hilfreich.

Unterschiedliche Färbemittel – Einige Beispiele

Bevor Sie den Färbetest machen, schützen Sie Ihre Lippen, indem Sie sie mit Lippenpflegestift, Butter, Kokosöl oder Vaseline eincremen. Anschließend nehmen Sie eventuell vorhandenen herausnehmbaren Zahnersatz aus dem Mund.

Zum Anfärben der Plaque gibt es Mundspülung, Färbetabletten und Färbelösung. Entscheiden Sie selbst, was Sie verwenden wollen. Im Folgenden finden Sie nähere Informationen sowie Vor- und Nachteile der einzelnen Färbemittel. Unter „Bezugsquellen für ausgewählte

Produkte" (siehe Seite 200 ff.) finden Sie die PZN-Nummern (Pharmazentralnummern) der entsprechenden Produkte, die es Ihnen leicht machen, das gewünschte Mittel einfacher im Fachhandel (Drogeriemärkte bieten hier sogar ein eigenes Produkt an), online oder über Apotheken zu bestellen. Im Folgenden sind Beispiele für Anfärbemittel beschrieben.

miradent Plaque Agent® – Eine Mundspülung

Diese Mundspülung soll gerade Kinder motivieren, den Zahnbelag wahrzunehmen und zu entfernen. Sie schmeckt nach Kaugummi, weshalb Kinder sie einerseits gern benutzen, andererseits erhöht das natürlich auch das Risiko, dass die Lösung heruntergeschluckt wird. Die *miradent Plaque Agent*®-Lösung ist alkoholfrei.

Anwendung: Der Inhalt von 1 Messkappe (10 Milliliter) wird im Mund 30 Sekunden lang bewegt und dann ausgespuckt. Der Belag ist nun blau angefärbt und kann mit der Zahnbürste beseitigt werden.

Wichtig: Bitte spülen Sie das Waschbecken sofort gründlich mit Wasser aus und reinigen Sie es anschließend.

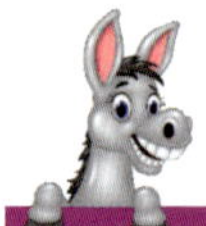

Vor- und Nachteile von *miradent Plaque Agent*®

Die **Vorteile** bei der Verwendung von *miradent Plaque Agent*®:

+ Kinder mögen den *Bubblegum*-Geschmack, das Produkt ist aber auch für Erwachsene geeignet.
+ Motivierend
+ Gebrauchsfertig
+ Mit der Zahnbürste leicht wegzuputzen
+ Enthält Xylitol (siehe Infokasten Seite 27 f.)
+ Erythrosinfrei und ohne Alkohol

Die **Nachteile** bei der Verwendung von *miradent Plaque Agent®*:

- Der gesamte Belag wird in einer einzigen Farbe eingefärbt, das erlaubt keine Unterscheidung zwischen alter und neuer Plaque.
- Der Geschmack kann zum Hinunterschlucken verleiten.
- Das Waschbecken muss im Anschluss gründlich gesäubert werden.

Info

miradent Mira-2-Ton®-Produkte – Alte und neue Beläge in unterschiedlichen Farben

Die „2" in *Mira-2-Ton®* steht dafür, dass **älterer Belag blau** und **frische Plaque rosa** sichtbar werden. Das Produkt gibt es sowohl in Tablettenform als auch als Färbelösung. Die Färbewirkung ist intensiver als bei *miradent Plaque Agent®*. Daher empfiehlt es sich, vorab die Lippen mit einem Balsam zu schützen.

miradent Mira-2-Ton®-Plaquetest (Tabletten)

Diese Kautabletten machen alten und neuen Belag in unterschiedlichen Farben sichtbar. 1 Färbetablette reicht für 2 Anwendungen, daher bitte die Tablette halbieren. Die Kautabletten sind einfach anzuwenden, da sie jedoch Laktose enthalten, sind sie für Menschen mit Laktoseintoleranz nicht geeignet. In diesem Fall können Sie am besten auf die Färbelösung zurückgreifen, wenn Sie alte und neue Plaque sichtbar machen möchten.

Anwendung: Die halbe Tablette im Mund gut zerkauen und ausgiebig mit dem Speichel bewegen. Spülen Sie anschließend bitte mit Wasser so lange nach, bis das ausgespuckte Wasser wieder klar ist. Dann sehen Sie sich die Verfärbungen auf Ihren Zähnen im Badezimmerspiegel genau an. Für schwer einzusehende Bereiche greifen Sie zu Ihrem kleinen Mundspiegel.

Vor- und Nachteile von *miradent Mira-2-Ton®*-Plaquetest (Tabletten)

Die **Vorteile** bei der Verwendung von *miradent Mira-2-Ton®*-Plaquetest (Tabletten):

+ Alter und neuer Belag werden in unterschiedlichen Farben dargestellt
+ Preiswert
+ Geschmacksneutral

Die **Nachteile** bei der Verwendung von *miradent Mira-2-Ton®*-Plaquetest (Tabletten):

- Verfärbungen auf Möbeln und Kleidung lassen sich nur sehr schwer (mit Zitronensäure) entfernen.
- **Achtung!** Das Produkt enthält Laktose: Also **nicht bei Laktoseintoleranz verwenden**.

miradent Mira-2-Ton®-Plaqueeinfärbung – Eine Lösung

Mit dieser Lösung arbeiten viele Prophylaxe-Assistentinnen. Wenn Sie die Flüssigkeit auf die Zähne bringen wollen, benötigen Sie ein **Wattestäbchen und ein kleines Gefäß**, um die Lösung zu portionieren.

Anwendung: Tränken Sie das Wattestäbchen gut mit Färbelösung und tragen Sie diese großzügig von allen Seiten auf die Zähne auf. Achten Sie dabei darauf, dass Sie die Nischen und die hinteren Zähne ebenfalls einfärben.

Achtung! Mit dieser Färbelösung können Sie auch Prothesen anfärben, um zu sehen, wie gut Sie diese reinigen. Der Hersteller haftet jedoch nicht für dauerhafte Verfärbungen, die Sie selbst nicht mehr wegbekommen. Sollte dies jedoch der Fall sein, ist die Wahrscheinlichkeit groß, dass der Zahnersatz in die Hände eines Profis gehört.

Vor- und Nachteile von *miradent Mira-2-Ton®*-Plaqueeinfärbung (Lösung)

Die **Vorteile** bei der Verwendung von *miradent Mira-2-Ton®*-Plaqueeinfärbung (Lösung):

+ Alter und neuer Belag werden in unterschiedlichen Farben dargestellt
+ Preiswert
+ Geschmacksneutral
+ Bei Laktoseintoleranz geeignet

Die **Nachteile** bei der Verwendung von *miradent Mira-2-Ton®*-Plaqueeinfärbung (Lösung):

- Verfärbungen auf Möbeln und Kleidung lassen sich nur sehr schwer (mit Zitronensäure) entfernen.

Fazit

miradent Mira-2-Ton®-Plaqueeinfärbung – Färbetabletten und Färbelösung – ist besonders gut geeignet, um nach einiger Zeit die Effektivität der eigenen Mundhygiene zu überprüfen. Natürlich kann man hiermit auch trainieren. Der Geschmack ist neutral. Diese Produkte färben **alte Plaque blau und neuere Plaque rosa** an. Die Färbetabletten sind leicht in der Anwendung, jedoch ungeeignet bei Laktoseintolleranz. Es gibt sie auch als Starterset mit einem Mundspiegel und 3 Färbetabletten. Die Lösung ist etwas aufwendiger in der Anwendung, dafür erhalten Sie ein Färbeergebnis wie beim Profi. Der *miradent Plaque Agent®* ist als Mundspüllösung eine einfache Möglichkeit, um bei Kindern und Erwachsenen den Belag in einer Farbe darzustellen.

Und nach dem Einfärben

Spülen Sie nach dem Einfärben mit Wasser so lange nach, bis das ausgespuckte Wasser wieder klar ist.

Die Verfärbungen genau in Augenschein nehmen …

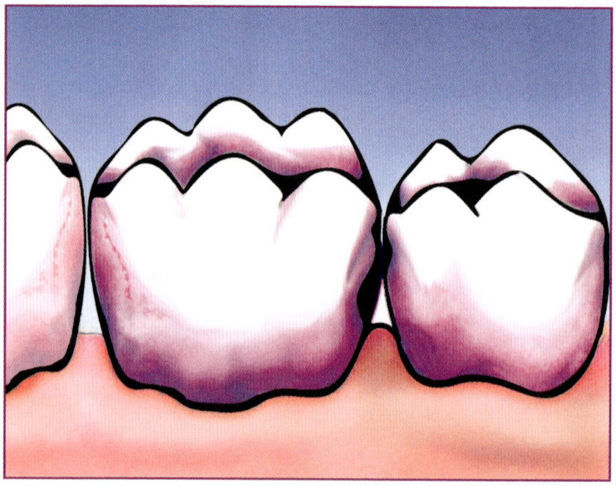

Wenn Sie Ihre Zähne angefärbt haben, **betrachten Sie die farbigen Beläge** vor dem Badezimmerspiegel in Ihrem Gebiss genau. Legen Sie den Mundspiegel in Reichweite.

Um die **Innenflächen der Frontzähne im Oberkiefer** zu beurteilen, hilft es, den Kopf ein wenig in den Nacken zu legen. Halten Sie den Mundspiegel so, dass die Innenflächen der Frontzähne im Badezimmerspiegel zu sehen sind. Um die **Innenflächen der Backenzähne im Oberkiefer** zu betrachten, **legen Sie** den Kopf wieder ein wenig in den Nacken und drehen den Kopf zuerst zur einen, dann zur anderen Seite. Der Mundspiegel hilft Ihnen.

Zur Betrachtung der **Innenflächen der Frontzähne im Unterkiefer** neigen Sie den Kopf etwas in Richtung Brust und ziehen Sie die Unterlippe mit einer oder mit beiden Händen sanft nach unten. Dabei halten Sie den Mund möglichst entspannt geschlossen, dann sind Lippe und Wangen lockerer und lassen sich einfacher nach unten bewegen.

Um die **Innenflächen der Backenzähne im Unterkiefer** zu betrachten, neigen Sie den Kopf etwas in Richtung Brust und drehen Ihren Kopf zuerst zur einen, dann zur anderen Seite. Der Mundspiegel hilft Ihnen, wo es nötig ist.

Um den **Außenflächen der Zähne im Ober- und im Unterkiefer** zu kontrollieren, ist es ebenfalls leichter, den Mund möglichst entspannt geschlossen zu lassen. Bei den hinteren Zähnen können Sie den Unterkiefer auf die Seite bewegen, die Sie untersuchen wollen. So öffnet sich dieser Bereich etwas und wird einfacher erreichbar. Auch hier leistet der kleine Mundspiegel gute Dienste.

Verfärbungen der Zähne als Zeichen für entzündetes Zahnfleisch

Überprüfen Sie nun, ob das Zahnfleisch gerade dort auffällig ist, wo die Zähne angefärbt waren. Die Wahrscheinlichkeit ist groß, dass in den Bereichen, wo die meiste Farbe hängen geblieben ist, auch das Zahnfleisch dunkler ist. Anders ausgedrückt: Wo der meiste Belag ist, ist das Zahnfleisch meist am stärksten entzündet und gereizt.

Wenn Sie diese Bereiche säubern, kann es anfangs etwas zwicken. Das ist vergleichbar mit einer Kosmetikbehandlung. Wenn der Pickel ausgedrückt wird, tut es ein wenig weh. Doch nur so kann dieser Bereich wieder ausheilen. Wo das Zahnfleisch blutet, deutet das darauf hin, dass an dieser Stelle besonders gut gereinigt werden muss, denn das Zahnfleisch ist hier entzündet.

Bei einem Großteil der Menschen heilen Wunden im Mund sehr schnell. Sprich: Das Bluten lässt häufig nach wenigen Tagen nach. Sie können bei der Wundheilung quasi zusehen.

… und sie dann mit der Zahnbürste gründlich beseitigen

Nun beginnen Sie, die Verfärbungen zu beseitigen. Probieren Sie dabei die unterschiedlichen Putztechniken aus. Welche funktioniert besonders gut für Sie? Um sich selbst besser kontrollieren zu können, sollten Sie zum Reinigen keine Zahncreme verwenden, denn diese schäumt meist und Sie können die angefärbten Stellen nicht mehr gut sehen.

Und Sie werden erfahren: Mit der richtigen Putztechnik bekommen Sie die angefärbten Bereiche auch ohne Zahnpasta sauber. Das ist kaum zu glauben, aber wahr.

Anhaltende Verfärbungen können im Bereich von Füllungsrändern auftreten, die nicht glatt abschließen. Sofern sie nicht mehr ganz sauber werden, hilft möglicherweise das Ölziehen mit Kokosöl (siehe Infokasten Seite 141 f.). Alternativ müssten Sie einen Profi aufsuchen, der die angefärbten Beläge für Sie entfernt.

Herzlichen Glückwunsch!

Gratulation, Sie haben dieses Buch bis hier hin gelesen und wahrscheinlich auch durchgearbeitet. Hiermit haben Sie sich das Rüstzeug für Ihre persönliche Mundhygiene erworben. Das spart Ihnen Geld und Zeit. Darüber hinaus erhalten Sie Ihre Gesundheit, Ausstrahlung und damit auch Lebensfreude.

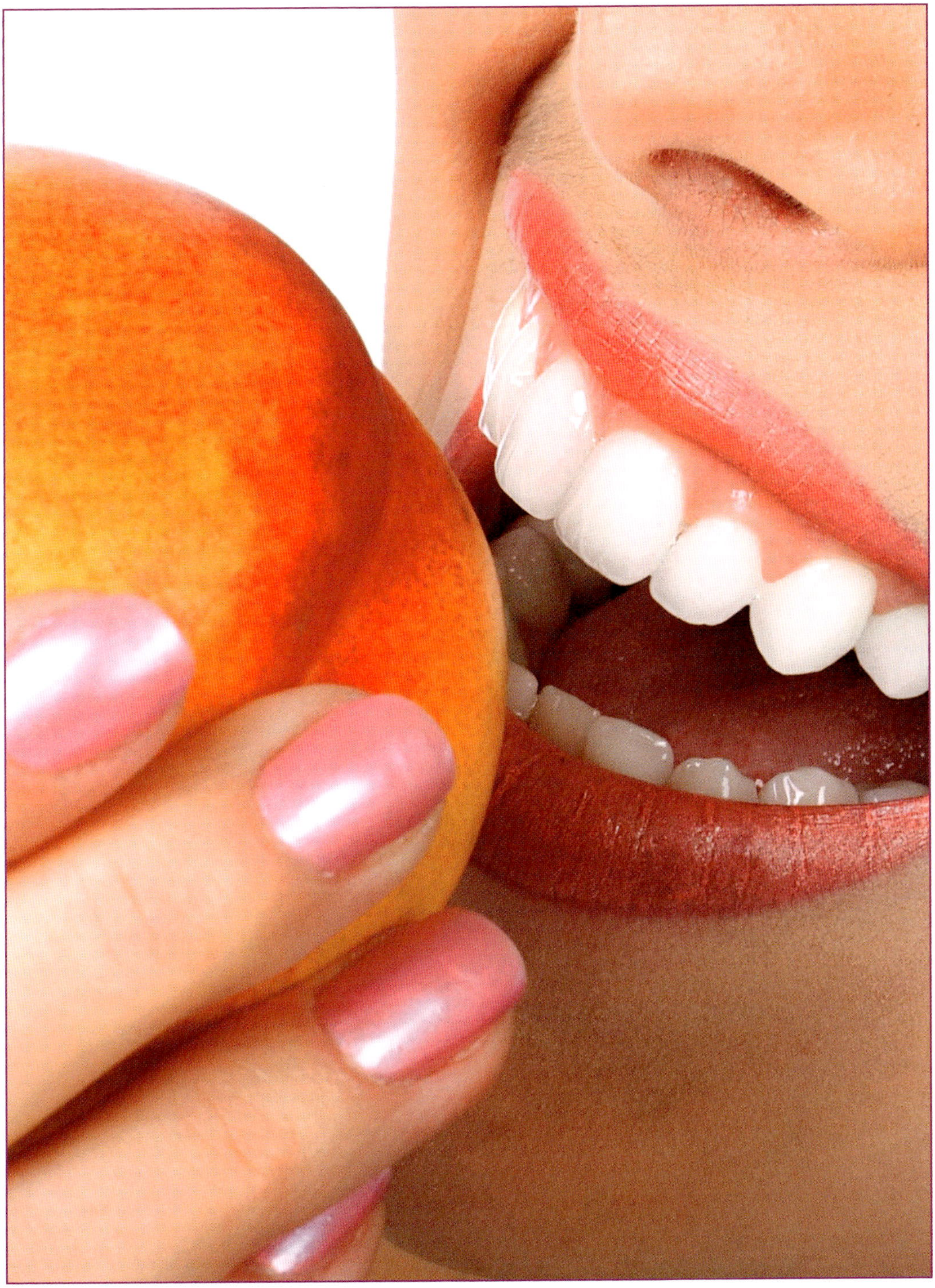

Anhang

Bezugsquellen für ausgewählte Produkte

(Für die angegebenen Websites gilt: Stand März 2019)

Im Folgenden finden Sie Hinweise zu **empfehlenswerten Produkten**.

Manche der im Buch genannten Artikel erhalten Sie ganz unkompliziert im Drogerie- oder sogar im Supermarkt. Dazu gehören Zahncremes wie *AJONA® Stomaticum*-Zahncremekonzentrat, *KAREX Zahnpasta, KINDER KAREX Zahnpasta* und *Dr. Wolff's Biorepair® Zahncreme plus.*

Damit Sie Artikel, die es gewöhnlich nicht in Drogerien oder Supermärkten gibt, einfacher finden können, hat der Verlag hier die **PZN-Nummern (Pharmazentralnummern) angegeben, die es Ihnen erleichtern, das gewünschte Produkt im Fachhandel, online oder über Apotheken zu bestellen**.

Interdentalbürsten

Interdentalbürsten-Mix von *TePe®* (PZN 7784594): Hier haben Sie alle Größen zur Auswahl und können die für Sie richtige Größe ermitteln. Und sollten Sie bei regelmäßigem Gebrauch an manchen Stellen nach einer gewissen Zeit eine Nummer größer brauchen, so hält das Set die nächste Größe gleich für Sie bereit. Wenn Sie die Größe Ihrer Bürstchen kennen, können Sie diese natürlich auch von einer anderen Firma nachkaufen, das bleibt Ihnen überlassen.

Handzahnbürsten

Die Mehrkopfzahnbürste *Dr. Barman´s Superbrush®* gibt es in 4 verschiedenen Größen:

1. eine Dreikopfzahnbürste **für das Milchgebiss bis 6 Jahre** (PZN 8519776)
2. eine Dreikopfzahnbürste **für Jugendliche bis 12 Jahre** (PZN 8519782)
3. eine Dreikopfzahnbürste **für das Erwachsenengebiss** (PZN 8519799)
4. eine Zweikopfzahnbürste **für Menschen, bei denen sich Zahnfleisch und Knochen bereits zurückgezogen haben**, mit verlängerten Borsten für den Zahnfleischsaum: *Dr. Barman's Superbrush Special*

Zahnpasta

Dr. Wolff's Biorepair® milde Zahncreme (mentholfrei; PZN 07567342): für empfindliche Zähne, homöopathieverträglich

***Wilms® PinusMineral*-Zahncreme** ohne Minze (PZN 02497737) und mit Minze (PZN 02497743): ohne Tierversuche hergestellt, mit hochwertigen Produkten (u. a. Zeolith, was Gifte bindet und Mineralien abgibt); siehe auch unter *www.wilms.com/Hygiene/De/Produkte.aspx?group=33*

***Chitodent®*-Zahnpasta** (erythrithhaltig: PZN 15420216; salicylatfrei: PZN 2239231): Schutz vor Erosionen und zum Entgiften; Erythrith schützt nachweislich vor Karies; die salicylatfreie Variante ist ein Segen für Menschen, die unter Histaminintoleranz leiden; siehe auch unter *www.chitodent.de*

Zungenpflege

***TUNG Brush* von Dr. Wieder** (PZN 00544220): beste Zungenbürste, hält sehr lang; mit großem und vor allem flachem Borstenfeld zur leichteren Anwendung; siehe auch unter *www.tungbrush.com*

***TUNG Gel Fresh Mint*-Zungengel von Dr. Wieder** (PZN 00541948): meist als Probe beim Kauf der Zungenbürste dabei; fluoridfrei, enthält Zink (bindet geruchsbildende Stoffe auf der Zunge); lässt sich leicht aus der Bürste herauswaschen

Frischer Atem

Ölziehen mit Kokosöl: Ölziehen wirkt zudem entgiftend und zahnreinigend; eine sehr gute Qualität hat das Öl von *Dr. Goerg*; siehe auch unter *www.drgoerg.com/de*

Kräuter, Gewürze, Manuka-Honig: *https://kraeutergarten-muenchen.com*

Mundspiegel und Anfärbemittel für die Plaquekontrolle

In manchen Supermärkten gibt es Hausmarken, die die Plaque anfärben. Probieren Sie einfach aus, was Ihnen zusagt. Oder verwenden Sie:

Starterkit *Mira Plaque Check* von *miradent*: enthält 1 Mundspiegel und **3** Färbetabletten (PZN 02750395) zum Ausprobieren; 6 Tabletten (PZN 02172082); nicht geeignet für Menschen mit Laktoseintoleranz

***miradent Plaque Agent*®-Mundspülung** (PZN 07299485)

***miradent Mira-2-Ton*®-Plaquetest Tabletten** (Starterkit mit Mundspiegel und 3 Färbetabletten: PZN 02750395; 6 Tabletten: PZN 02172082): Einfach, jedoch nicht bei Laktoseintoleranz anwenden.

Die Lösung ***miradent Mira-2-Ton*®-Plaqueeinfärbung** (PZN 4203651): anfärben wie ein Profi

Labor für die ICP-Massenspektroskopie

Medizinisches Labor Bremen
Haferwende 12
D-28357 Bremen
Fon: +49 (0)421 2072 - 0
Fax: +49 (0)421 2072 - 167
E-Mail: *info@mlhb.de*
Website: *www.mlhb.de*

Dank

Zuallererst danke ich Ihnen, liebe Leserinnen und Leser, dass Sie dieses Buch in Händen halten.

Dann danke ich meinen Patienten: Ihr Feedback und die gemeinsame Arbeit bildeten die Basis, um bewährtes, einfaches und vor allem effektives Know-how weiterzugeben.

Mein großer Dank geht weiterhin an Hans Nietsch und sein Team. Er kitzelte mehr aus mir heraus, als ich selbst für möglich gehalten hätte. Dabei sprengten wir gemeinsam so manche Grenze. Auf diesem Weg half mir immer wieder, was Charlie Chaplin (1889–1977) in seinem Gedicht zur Selbstliebe schreibt: *„Wir brauchen uns nicht weiter vor Auseinandersetzungen, Konflikten und Problemen mit uns selbst und anderen zu fürchten, denn sogar Sterne knallen manchmal aufeinander und es entstehen neue Welten. Heute weiß ich, das ist das Leben!"*

Als Einzelkämpferin durfte ich auch die Kraft der Arbeit im Team erfahren. Martina Klose bereitete mein umfangreiches „Sammelsurium" so auf, dass es leicht und einfach lesbar und praktikabel wurde. Rosi Weiß gestalte das Buch liebevoll, sodass es Spaß macht, es zur Hand zu nehmen. Ihr Esel mit dem Doktorhut bringt mich immer wieder zum Schmunzeln. Andrew Triebe hat das Icon für die Buchreihe „Ganzheitliche Mund-Heilkunde" gestaltet und das Buch mit seinem Cover ansprechend verpackt.

Ein herzliches Dankeschön geht an Sven Henkler, den Verleger meines ersten Buches *Drei Haselnüsse für Aschenbrödel: ein Lebensschlüssel*. Dieses habe ich unter dem Namen Vilja Elisabeth veröffentlicht. Sven hat auch das Manuskript von *Richtige Zahnpflege* korrigiert, gegengelesen und ist ein wahrer Freund.

Mirela danke ich für die Unterstützung bei der Quellenrecherche.

Ein Dank geht auch an Margarete, die mich auf Jessica Eder aufmerksam machte. Und dir, liebe Jessica, danke ich für dein Talent, komplexe

Dinge in wunderbare Zeichnungen zu verwandeln. Die Arbeit mit dir ist für mich ein wahrer Segen.

Herr Dr. rer. nat. Frederic Meyer hat mich sowohl mit Fachartikeln als auch mit konstruktivem Gegenlesen diverser Kapitel unterstützt: Vielen Dank.

Dorothea Janke hat mir mit Fachartikeln, Proben und Gesprächen zu Chitosan geholfen. Bei ihr spürt man den Wunsch, nachhaltige Produkte anzubieten, die wirksam sind und im Einklang mit der Natur hergestellt werden.

Viele andere Menschen haben mich durch Fachinfos, Proben und/oder Bildmaterial unterstützt. Einige davon waren – in alphabetischer Reihenfolge – Merete Barman (*https://drbarmans.com*), Christof Plottek (*https://biosa.de*), Fritz Ulrich (*https://jetpik.eu*), Pascal dos Santos (*www.pandalis.de*), Michael Tendl (*www.zahnpastaria.de, www.dentocare.de*) sowie Mitarbeiter der Firmen *ApoFit, Dr. Enzmann, Dr. Rudolf Liebe Nachf. GmbH & Co. KG, Froximmun®, GlaxoSmithKline Consumer Healthcare GmbH & Co. KG, Loser-Dental, Manukanuka GmbH, Weleda AG, TePe, Wilms GmbH*. Ein herzliches Dankeschön an sie alle.

Renate Sarabi Fröhlich ist eine wahre Seelenfreundin und Seelenbegleiterin. Danken möchte ich ihr für das von Herzen kommende und ehrliche Coaching. Die Gestaltung der Innencover war ihre Idee. Sie war es, die es mir ermöglichte, am Ball zu bleiben und die Mammutaufgabe mit den Büchern zu stemmen.

Ein lieber Dank geht an Reinhard, der das Foto von mir in der Praxis – durch seine liebevollen Augen – gemacht hat.

Und nicht zuletzt möchte ich meiner Familie dafür danken, dass ich zu Hause einfach ich selbst sein kann. Keine Therapeutin, keine Autorin, sondern einfach Nicole – das tut immer wieder gut. Danke, dass es euch gibt und ihr mich nehmt, wie ich bin.

In eigener Sache

Hinweis auf die verwendete Quellen-Software

Ohne das professionelle Literaturverwaltungsprogramm *EndNote*, auf das ich durch meine Masterausbildung aufmerksam geworden bin, wäre das Buch in dieser wissenschaftlich fundierten Form kaum möglich gewesen. Es ist eine immense Hilfe für jeden, der mit wissenschaftlichen Quellen arbeitet. Beispielsweise kann man aus manchen Suchmaschinen die Quellen sofort ins Programm exportieren. Weiter Informationen finden Sie unter *https://endnote.de.softonic.com/mac*.

Die Quellenangaben im Buch

Noch einmal möchte ich an dieser Stelle darauf hinweisen: Wen **die Quellen** interessieren, der kann diese **online** unter *www.nietsch.de*, dort unter Dr. med. dent. Nicole Wagner, *Richtige Zahnpflege,* **als PDF-Datei** abrufen.

Freuen würde ich mich …

… über **Ihre Rezension zu diesem Buch**, denn die meisten Menschen lesen Buchbesprechungen, bevor sie sich für den Kauf eines Buches entscheiden. Das wäre also eine Werbung für diesen Ratgeber. Nehmen Sie sich einfach ein paar Minuten Zeit und schreiben Sie **aus Ihrer subjektiven Sicht**, ob *Richtige Zahnpflege* für Sie hilfreich war, ob es leicht verständlich geschrieben ist, ob Sie es weiterempfehlen oder verschenken würden. Haben Sie Neues erfahren/gelernt, das Ihnen bei Ihrem Problem weiterhilft? Hat es Ihre Erwartungen erfüllt? Und vieles andere, was Ihnen wichtig erscheint. – Ein Wort reicht, es dürfen aber auch mehr sein. Und wichtig ist: Es geht um Ihre ganz persönliche Meinung.

Wenn Ihnen *Richtige Zahnpflege* genutzt und gefallen hat, sprechen Sie darüber, kommunizieren Sie es auf *Facebook, Instagram, Pinterest* …

Nutzen Sie die *Social Media*, denn: Möglicherweise hilft es auch anderen Menschen weiter, das Buch zu lesen. Oder schreiben Sie eine Bewertung auf *www. nietsch.de* unter „Richtige Zahnpflege".

Auch über Ihre Anregungen und Kritik freuen wir uns; bitte per E-Mail an *info@nietsch.de*. So können wir dieses Buch in der nächsten Auflage weiter verbessern.

Liste der Infokästen

Register

Fotos und Abbildungen:

Esel-Icons: Teguh Mujiono, Dualororua/Shutterstock.com
Icons für Mikroorganismen: robuart/123rf.com

Seite 9: Youssef Jheir/pixabay.com; Seite 13:Stefan Keller/pixabay.com; Seite14: Gerd Altmann/pixabay.com; Seite 18 Karsten Paulick, Nancy Buron, Hans Braxmeier/ pixabay.com; Seite 20: Double Brain/Shutterstock.com; Seite 23: Jessica Eder; Seite 29: wowow /Shutterstock.com; Seite 30: Rosi Weiss, inspiriert durch alte *Chlorhexamed®*-Werbung/Deutscher Infografikdienst, laraslk, Vasilisa Tsoy/Shutterstock.com; Seite 32: Emi Lija/pixabay.com; Seite 36: Africa Studio/fotolia.com; Seite 38: Gerd Altmann/pixabay.com; Seite 39: Alex Mit/Shutterstock.com, Roy Buri/pixabay.com; Seite 41: Jessica Eder; Seite 42, 43: michaelheim/Shutterstock.com; Seite 45: Alex Mit/Shutterstock.com; Seite 48: Jessica Eder; Seite 55, 51, 52: Rosi Weiss; Seite 53: Jessica Eder; Seite 55: yoshi-5/Shutterstock.com; Seite 56: Rosi Weiss; Seite 60: Jessica Eder; Seite 62: koosen/iStock.com, Kalcutta/Shutterstock.com, Rosi Weiss; Seite 70, 71: Alexandra/pixabay.com; Seite 75: Sharaf Maksumov/123rf.com; Seite 76: Nataliia Melnychuk, aboikis, TatianaMishina/Shutterstock.com; Seite 79: Ivan Fedorov/123rf.com; Seite 82: Hans Braxmeier/pixabay.com; Seite 87: Jessica Eder; Seite 91, 92: Dr. Barman's; Seite 103: Jessica Eder; Seite 105: Kati/pixabay.com; Seite 106: Alba Romá/pixabay.com; Seite 108: Petra/pixabay.com; Seite 112: Orlando/pixabay.com; Seite 116, 117: martaposemuckel/pixabay.com; Seite 139: ID 1041483/pixabay.com; Seite 145: Nongnapat Boonanun/123rf.com; Seite 149: Дарья Яковлева, Ilona Frey/pixabay.com; Seite 154, 155: Besi/pixabay.com; Seite 159: Lucky Business/pixabay.com; Seite 164: Peter Hermes Furian/Shutterstock.com; Seite 165: Walter Bichler/ pixabay.com, Rosi Weiss; Seite 166: Rosi Weiss; Seite 169: congerdesign/pixabbay.com; Seite 175: Pexels/pixabay.com; Seite 176, 177: Gerd Altmann/pixabay.com; Seite 179, 180: alila/123rf.com; Seite 182, 183: Jessica Eder; Seite 185: ARLOUK/pixabay.com; Seite 169: Rosi Weiss; Seite 199: kurhan/123rf.com

Hans-Nietsch-Verlag 2019

2. Auflage, November 2021

Lektorat: Martina Klose, Freiburg
Korrektorat: Andrea Bistrich
Innenlayout und Satz: Rosi Weiss
Illustrationen: Jessica Eder (Seite 23, 41, 48, 53, 60, 87, 103, 182 f. und Umschlaginnenseiten)
Umschlaggestaltung: Andrew Triebe
Coverfoto: Rosi Weiss
Druck: Dimograf, Bielsko-Biała/Polen

Hans-Nietsch-Verlag
Industriestraße 20
64380 Roßdorf

www.nietsch.de
info@nietsch.de

ISBN 978-3-86264-827-6

Bereits erschienen von der Autorin
(unter dem Namen Vilja Elisabeth):

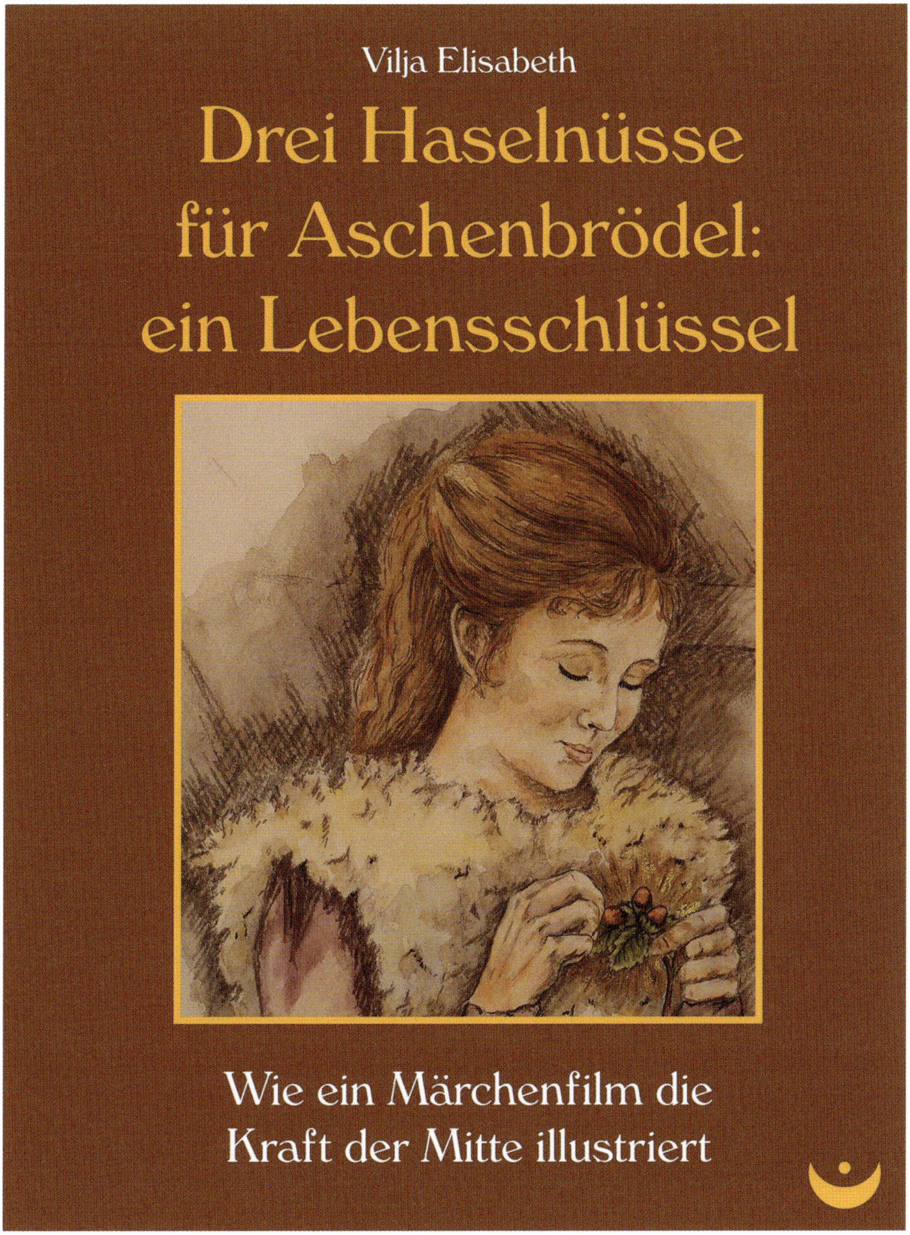

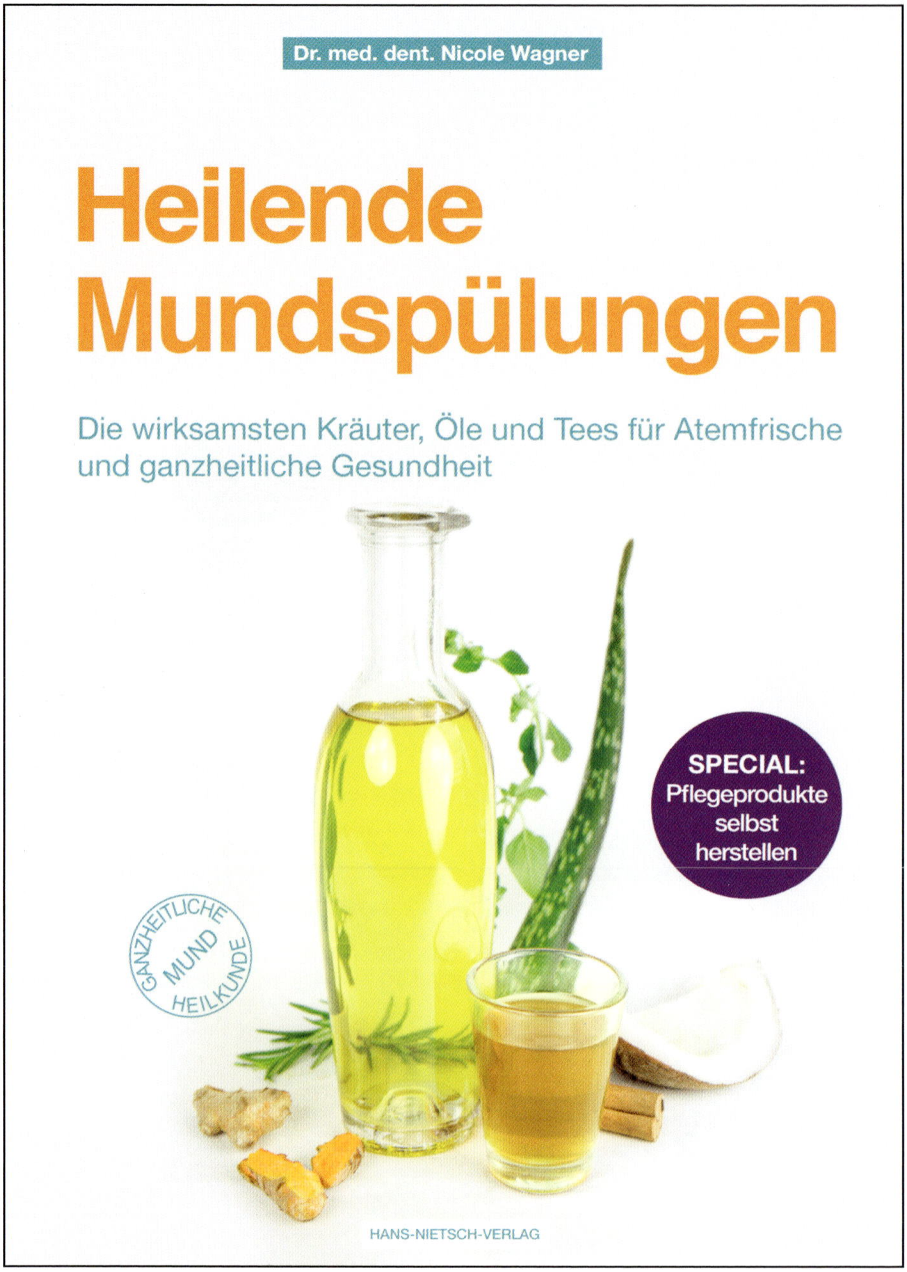
Dr. med. dent. Nicole Wagner
Heilende Mundspülungen
Die wirksamsten Kräuter, Öle und Tees für Atemfrische und ganzheitliche Gesundheit
SPECIAL: Pflegeprodukte selbst herstellen
GANZHEITLICHE MUND HEILKUNDE
HANS-NIETSCH-VERLAG

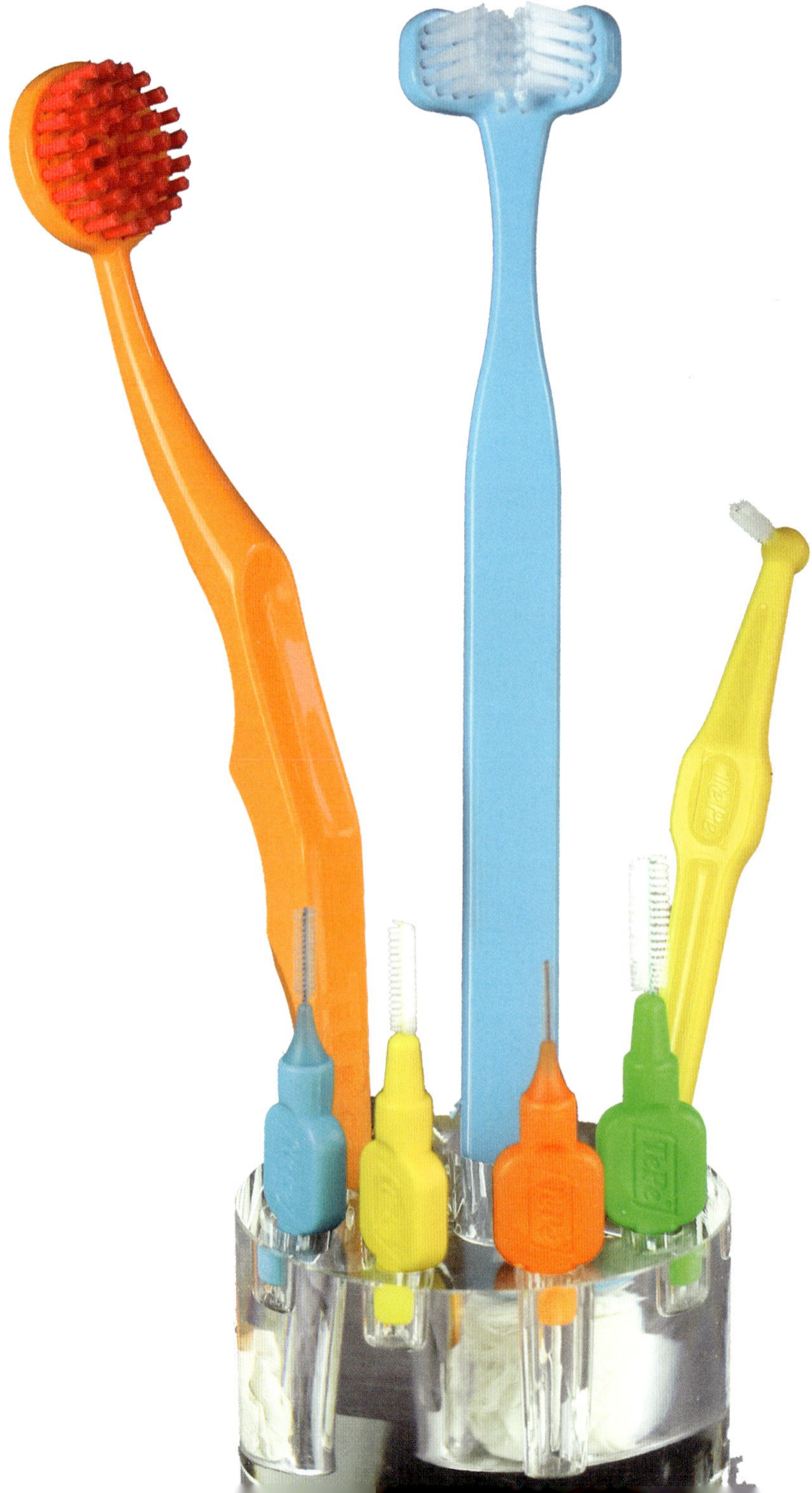